バネ指 腱鞘炎 手根管症候群
足底腱膜炎 外反母趾…

手足の痛み・しびれ《てあしのいたみ・しびれ》は自分で治せる!

さかいクリニックグループ代表
酒井慎太郎

Gakken

はじめに

手足の痛みやしびれには、非常にやっかいな特徴があります。皆さんもおそらく、その特徴による〝被害〟をこうむっているはずです。

あなたは今、手の指や手首、手のひらやひじなどの**痛みやしびれが、なかなか治らずに苦労していませんか？**　あるいは、足の裏や指、足首やアキレス腱などの痛み・しびれが、予想以上に長引いて治まらず、困っていませんか？

私の推測では、ほとんどのかたの答えは「はい」だと思われます。

また、**病院で治療や手術を受け、不快な症状が一度は治まったものの、いつのまにか再発して悩んでいる人もいらっしゃるでしょう。**

さらに言うと、「片手だけがしびれていたのに両手がしびれるようになった」「手の指もひじも痛い」「足裏もアキレス腱も痛い」など、いくつかの部位が同時に痛んだりしびれたりしているかたも、きっと少なくないはずです。

本書は、このように**「治りづらい」「繰り返す」「併発しやすい」という特徴がある手足の痛み・しびれを、皆さんが自力で解消・改善する**ために書いた本です。

私は長年、重度の腰痛や首痛、ひざ痛などのさまざまな関節痛を治療する「さかいクリニックグループ」の代表を務め、**これまでに１００万人を超える患者さんたちに接してきました。**

その中にはもちろん、**手や足の痛み・しびれを抱えた患者さんも数万人含まれています。**

今回は、そうした経験をもとにして、前述したようなやっかいな不調を消すための最善策をまとめています。

具体的に取り上げている手足のトラブルは、私のクリニックで患者さんの数が多いもの、あるいは急増しているものばかりです。

不調の現れている部位で言えば、**手では「指」「手のひら」「手首」「ひじ」**までを、**足では「指」「足の裏」「アキレス腱」「ふくらはぎ」**までをカバーしています。

疾患名で言うと、「バネ指」「腱鞘《けんしょう》炎（ドゥ・ケルバン病）」「手根管《しゅこんかん》症候群」「肘《ちゅう》部管《ぶかん》症候群」「上腕骨外側上顆炎《じょうわんこつがいそくじょうかえん》」「上腕骨内側上顆炎《じょうわんこつないそくじょうかえん》」「手根不安定症」「母指内転筋炎症」「足底腱膜炎」「アキレス腱炎」「外反母趾」「浮き指（母趾種子骨《ぼししゅしこつ》障害）」「こむら返り」と、多岐にわたる問題の解決策をご紹介しています。

そのうえ、**従来から一般的に行われてきた治療・対策だけにはとどまらない「新しいケア法」を、本書で初めて公開することにしました。**

実を言うと、手足の痛みやしびれに**「治りづらい」「繰り返す」「併発しやすい」という特徴があるのには、きちんとした理由があります。**最近判明したことなのですが、〝予想外のところ〟にもトラブルの原因があるのです。

ですから、手足の痛み・しびれを完治に導くには、**つらい症状がある「手足の局所」だけでなく、手足ではないところに潜んでいる「隠れた原因」にも目を向け、適切なセルフケアを施すことが不可欠なのです。**

それこそが新しいセルフケア法であり、その実践のために本書では、いくつかのストレッチ・体操・マッサージをご紹介しています。

もちろん、それらのセルフケア法は、誰もが簡単に行えて、トラブルの原因を根本的に解決できるものばかりです。非常に効率的で、効果が高いと断言できます。

私はこれまでに70冊以上の本を書いてきましたが、ここまで手足の痛み・しびれに特化したものは出版してきませんでした。

しかし今回は、**非常にやっかいな不調を皆さんがきっちり断ち切るための内容を凝縮させ**、手足の痛み・しびれ対策として**最高のメソッドをお伝えできたと確信しています。**

「病院で原因不明と言われた」「治療方法はないと言われた」。そんなかたも、「もう治らない」とあきらめないでください。

あなたを悩ませる痛みやしびれにしっかりと向き合い、本書で紹介するセルフケアを続けることで「根本原因」を解消すれば、つらい痛み・しびれは、必ず自分で治せます。

２０１８年12月

さかいクリニックグループ代表　酒井慎太郎

もくじ

はじめに ……… 003

第1章
痛み・しびれの原因がすぐわかる
セルフチェック&著効ストレッチ

痛み・しびれの「ほんとうの正体」を知ることが重要! ……… 018
ひと目でわかる! 痛み・しびれの「隠れた」原因 ……… 020
まずは、首・腰の状態をセルフチェック ……… 022
手の痛み・しびれに悪影響を与える　首のトラブル進行度チェック ……… 024

痛む場所でわかる　手の痛みの正体……026
足の痛み・しびれに悪影響を与える　腰のトラブル進行度チェック……030
痛む場所でわかる　足の痛みの正体……032
自分の痛みやしびれに合ったストレッチをしよう！……034
酒井式　痛み・しびれ解消ストレッチのルール……036
首のトラブル撃退著効術 1 **首のテニスボール体操**……038
首のトラブル撃退著効術 2 **あご押し体操**……040
首のトラブル撃退著効術 3 **うつ伏せあご押し体操**……042
バネ指に最善の対策 **指反らしストレッチ**……044
腱鞘炎に最善の対策 **親指周りマッサージ**……046
手根管症候群に最善の対策 **前腕マッサージ**……048
手根不安定症に最善の対策 **手首押し込み体操**……050

上腕骨外側上顆炎に最善の対策　外ひじ伸ばしストレッチ……052
上腕骨内側上顆炎に最善の対策　内ひじ伸ばしストレッチ……054
肘部管症候群に最善の対策　尺骨つかみ体操……056
腰のトラブル撃退著効術1　仙腸関節ストレッチ……058
腰のトラブル撃退著効術2　お尻ストレッチ……060
足底腱膜炎に最善の対策　足裏下部でテニスボールつぶし……062
アキレス腱炎に最善の対策　ひざ押しストレッチ……064
外反母趾に最善の対策　足裏上部でテニスボールつぶし……066
浮き指に最善の対策　タオルたぐり寄せ……068
こむら返りに最善の対策　ふくらはぎストレッチ……070

第2章

手足の痛み・しびれを自分で治すカギは「首」と「腰」だった！

痛みやしびれをやっかいにしている〝落とし穴〟……074
血液・神経の流れをよくすることが不可欠！……076
首や腰にもセルフケアを施すと手足の痛み・しびれの解消効果アップ……081
首や腰の関節を正すと全身の関節・筋肉の構造も整う……084
スマートフォンを長時間使っている人、ハイヒールの愛用者は注意……086

第3章

「手」の痛み・しびれを見事に消す簡単ストレッチ＆体操の秘密

手の痛み・しびれの「隠れた原因」は首の「ストレートネック」……090
血流と神経の流れをよくして、痛み・しびれを撃退！……094
〝進化版〟の著効体操でストレートネックを矯正！……096
腱にたまったストレスを解消し、指の曲げ伸ばしがスムーズに！……099
スマホの長時間使用で起きた腱鞘炎も
指のダメージを回復させて痛み撃退！……103
手首を動かす筋肉のマッサージで指や手のひらの痛み・しびれは解消……107
首からの悪影響をさらにチェック！　手のしびれテスト……110
スマホ使用でひじの不調が急増中！
痛み・しびれがたちまち消える体操……111
ひじの外側で最も起こりやすい痛みは簡単ストレッチで見事に消える……114
ストレッチで緩める筋肉を変えてひじの内側の痛みも効率的に解消……118

手のひら・手首の痛みの原因を解消する〝必殺技〟……121

第4章
「足」の痛み・しびれを見事に消す簡単ストレッチ&体操の秘密

腰の関節へのじゅうぶんなケアが必須!……126
足への血流・神経の流れは大幅にアップできる……128
足裏のアーチを復活させて痛みを消し、心地よさも味わえる方法……131
アキレス腱とひざ裏の痛みは同時に解消!……134
外反母趾の痛みとともに、足裏のタコも自然と消える!……136
足裏への〝プチ筋トレ〟が抜群の効果を発揮……139
こむら返り対策を万全にするストレッチのバリエーション公開……141

第5章

手足の痛み・しびれを解消・改善させた症例集

浮き指が2〜3週間で治り、足裏のタコも消えた！
重度の外反母趾による痛みも見事解消（女性・70代・主婦）……144
バネ指や腱鞘炎で何年も繰り返していた強い痛み・しびれが
約1カ月で一挙に解消！（女性・20代・エステティシャン）……146
スマホやパソコンの使いすぎによる小指・薬指の痛みが1週間で消え、
頭痛やめまいまで治った！（男性・40代・会社員）……148
手術を受けても再発した両手の強いしびれが
1カ月半ほどでスーッと消えて大喜び！（女性・40代・主婦）……150
一人で歩けないほどの足裏の痛みやひざの痛みまでなくなり、
趣味の散歩を再開！（男性・50代・会社員）……152
サビついていた関節や筋肉がセルフケアで復活！　首やひじの痛みが
約1カ月で取れ、表情も一変（女性・60代・主婦）……154

第6章

セルフケアの疑問をすべて解決！ 手足の不調対策Q＆A

Q 痛みやしびれが消えたら、ストレッチや体操をやめていいんですよね？……158
Q 痛みやしびれのせいで、ストレッチや体操をするのがおっくうなとき、なにかいい対処方法はありませんか？……159
Q スマホの長時間使用が、手の指やひじの痛み・しびれに関連していることはわかりましたが、不調を抑える使いかたはありませんか？……161
Q 普段の姿勢もたいせつなようですが、ポイントを教えてください……164
Q 足首をひねった後、足の外くるぶしのあたりに痛みを感じています。なにかいいセルフケアはありませんか？……166
Q 足首の捻挫の治療後、足の甲の痛みが気になります。この痛みはなんですか？……168

Q テーピングやサポーターを使うとき、注意することはありますか？……169
Q 症例の中にある「体外再生圧力波」とはなんですか？……171
おわりに……172

痛む場所で判断するセルフチェックでわからない「痛み」「しびれ」は、脳の疾患など、ほかの病気が隠れていることがあります。医師の判断を仰いでください。

第1章

痛み・しびれの原因がすぐわかるセルフチェック&著効ストレッチ

痛み・しびれの「ほんとうの正体」を知ることが重要！

手足に現れる痛みやしびれにはさまざまな種類があり、その原因は多岐にわたります。ですから、**あなたを悩ませている痛みやしびれを解消するには、「自分の身に起きているトラブルの正体」を、できるだけ正確に知る必要があります。**

こう言うと、「それなら病院で診てもらえばいいんじゃないの？」「整形外科で診てもらったからだいじょうぶ」と思う人がいらっしゃるかもしれません。

しかし、それでは不十分です。

というのも、手足の痛みやしびれの原因となっている疾患には、大別して「**筋肉・腱《けん》・靭帯《じんたい》に起こった問題によるもの**」と「**関節・骨に起こった問題によるも**

の」の2種類があるのですが、前者はレントゲン検査を何度受けても、その検査画像に異常は映らないのです。

また、「はじめに」でもお話ししたように、痛みやしびれが「なかなか治らない」「『治っては再発する』を繰り返している」という場合には、血液・神経の流れの良し悪しが影響している可能性まであります（詳細は第2章でご説明します）。さらに、**手や足という〝局所〟のつらい症状は、別のところにある〝意外な部位〟からの悪影響を受けていることも多いのです。**

このような〝やっかいな状況〟を打破するためには、やはり現在起きている痛みやしびれの「ほんとうの原因」を、まずはしっかり見極めることが必要不可欠。そこで、筋肉・腱・靭帯・関節・骨に起こった問題はもちろん、血液や神経の流れ、他の部位からの影響までも、皆さん自身がすぐにできるセルフチェックを、22～33ページで順にご紹介していきます。その結果をもとに、本書にあるセルフケアを適切に行ってこそ、痛みやしびれを解消・改善できるのです。

しびれの「隠れた」原因

頸《けい》椎《つい》
=
首の関節
のトラブル

仙腸関節
=
腰の関節
のトラブル

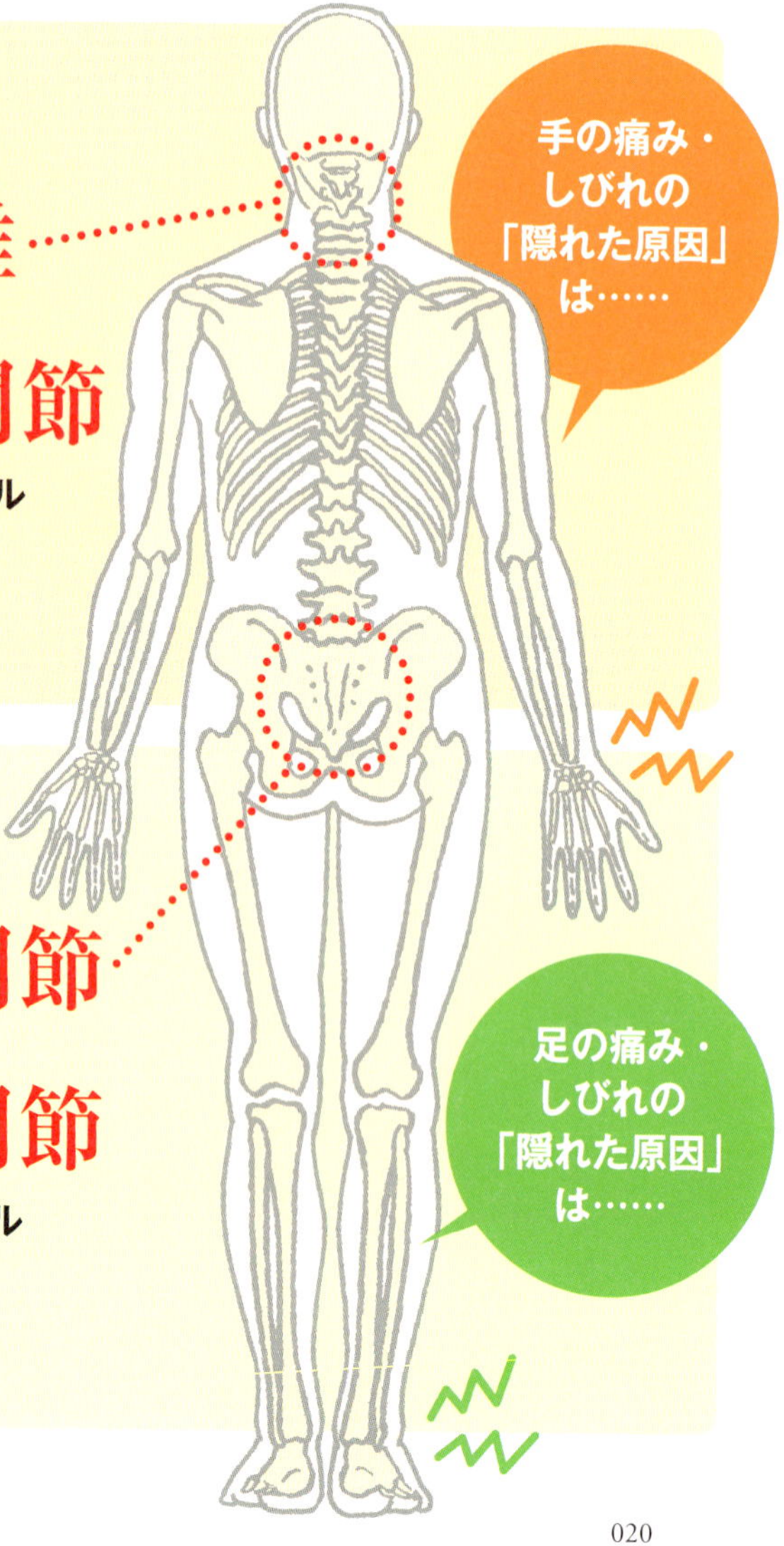

ひと目でわかる！　痛み・

指・手のひら・手首・ひじなどに痛みやしびれがあると、一般的にはそれらの〝局所〟にばかり気を配るでしょう。しかし実は、それらの局所ではない〝意外な部位〟に痛みやしびれの原因があり、症状を悪化させている場合が少なくありません。

その部位とは、「頸椎・首の関節」です。

全身の関節は〝歯車〟のように連携して動いていて、例えば首のトラブルを放置していると、本来あるべき関節の位置がズレてバランスが崩れ、異常は腕や手に広がっていく危険があります。また、首から指先までにある関節周りの筋肉・腱・靭帯などの機能が低下したり、損傷したりする場合もあります。

足の痛みやしびれについても、手の場合と同じことが言えます。つらい症状が現れている〝局所〟ではない部位に、痛みやしびれの原因があるということです。

その部位は、「仙腸関節・腰の関節」です。

例えば、前傾姿勢ばかり取っていて、立っているときも腰が曲がっていれば、股関節やひざ、足首も曲がっていきます。すると、本来は楽に支えていたはずの体重からの負荷や、うまく和らげていたはずの地面からの衝撃が、それらの関節にかかります。するとやはり、筋肉・腱・靭帯などの状態が悪くなり、症状がひどくなっていくのです。

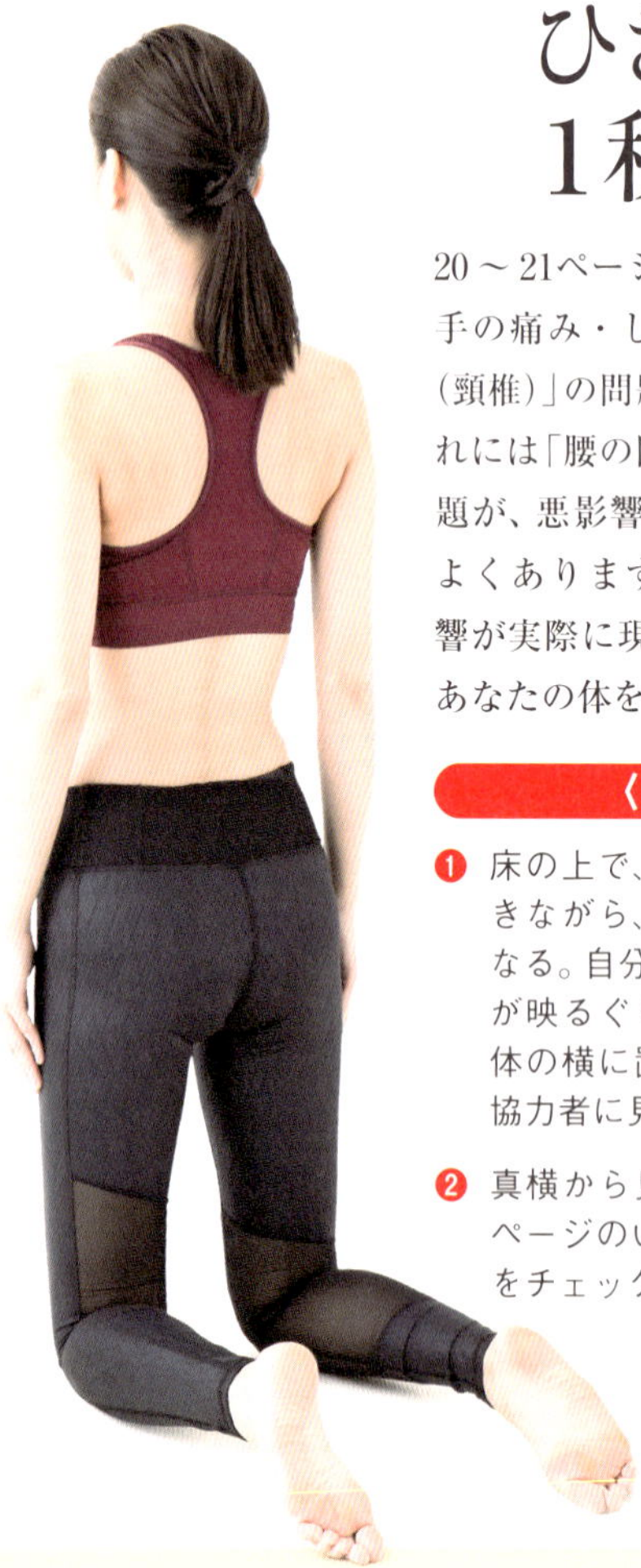

ひざ立ち1秒診断

20～21ページでお話ししたように、手の痛み・しびれには「首の関節(頸椎)」の問題が、足の痛み・しびれには「腰の関節(仙腸関節)」の問題が、悪影響を与えていることがよくあります。まずは、その悪影響が実際に現れているのかどうか、あなたの体を調べてみましょう。

〈やり方〉

❶ 床の上で、肩幅ほどに両脚を開きながら、自然体でひざ立ちになる。自分1人の場合は「上半身が映るぐらいの大きさの鏡」を体の横に置いて見る。家族など協力者に見てもらってもよい。

❷ 真横から見た体の状態が、次のページのいずれに当てはまるかをチェックする。

まずは、首・腰の状態を

× △ ○

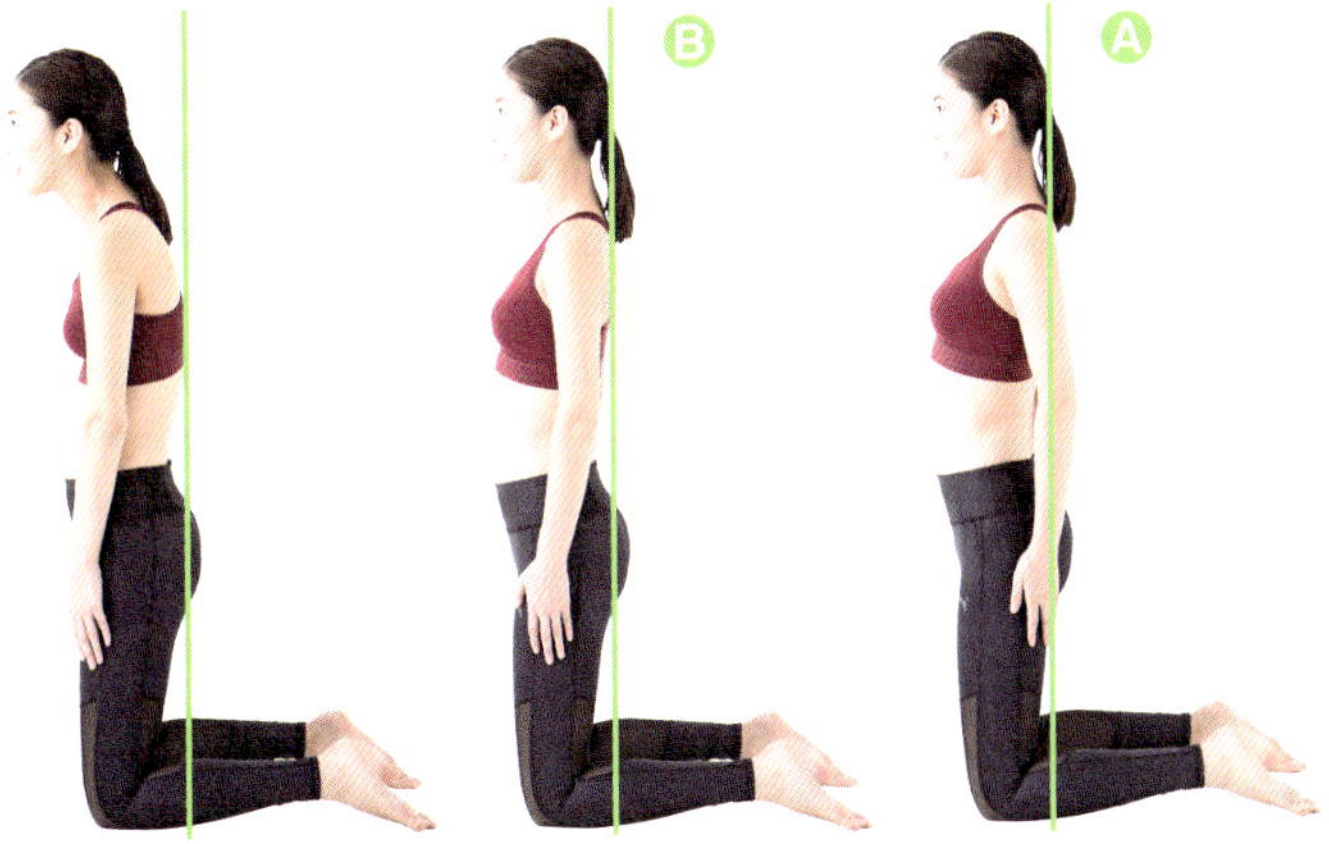

×

Bの状態よりもさらに、首が前に出ていたり、腰が曲がっていたりしている。

↓

手足の痛みやしびれに、首や腰からの悪影響が及んでいる可能性大。

△

Aの状態と比べて、首が少し前に出ていたり、腰が曲がっていたりしている。

↓

手足の痛みやしびれに、首や腰からの悪影響が及び始めている。

○

「後頭部」「肩甲骨」「お尻」の3カ所が、床とまっすぐ垂直になっている。

↓

手足の痛みやしびれに、首や腰からの悪影響はほぼなし。

首のトラブル進行度チェック

以下の質問のうち、ご自分に当てはまる項目をチェックしましょう。

進行度①

- □ 首や肩の張り・こりをよく感じる
- □ 暇があれば、スマートフォンや携帯電話をいじっている
- □ パソコン作業やデスクワーク、車の運転を長時間している
- □ 首や肩のこりに加え、目の疲れ・頭痛・めまい・耳鳴り・イライラ・吐き気のいずれかがある

☑ ＿＿個

進行度②

- □ 首や肩の張り・こりが、痛みに変わってきた
- □ 以前から使っている枕が合わなくなったと感じる
- □ 首・肩の症状だけでなく、腕や手にしびれや違和感が出るようになった
- □ あごに痛みを感じたり、口が大きく開かなくなったりしてきた

☑ ＿＿個

手の痛み・しびれに悪影響を与える

進行度❸

- □ 首を後ろに反らしたり、傾けたりすると、痛み・しびれが強くなる
- □ 「手に持った物をときどき落とす」など、握力が低下してきた
- □ 「箸が使いづらい」「服のボタンが留めづらい」など、手先を器用に動かせなくなってきた
- □ 首を動かしたとき、腕や手だけでなく、脚にもしびれが出るようになった

☑ ＿＿＿個

診断結果

それぞれの進行度につき、当てはまるものが2つ以上あったら、より高いほうが今のあなたの首のトラブル進行度です。例えば、【進行度❶】で3個、【進行度❷】で2個、【進行度❸】で1個が当てはまった場合は、【進行度❷】に該当します。前ページの結果が○だった人も、ここでいくつもの項目が当てはまっていたら、注意が必要。

⇩

手の痛み・しびれへの対策に加え、頸椎のケアもしておくことがおすすめです。そうすれば、症状の悪化は食い止められ、痛みやしびれの治りも早まります。

首のトラブルへのセルフケアは
P38-43へ

手の痛みの正体 1

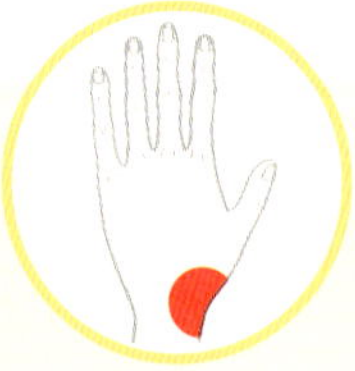

手首の痛み

手首の親指側に、痛み・しびれが現れる。

判断法

両手の親指を小指方向に曲げてから、残る４本の指を曲げ、“グー”の状態にする。そのまま、手首を小指側に曲げる。

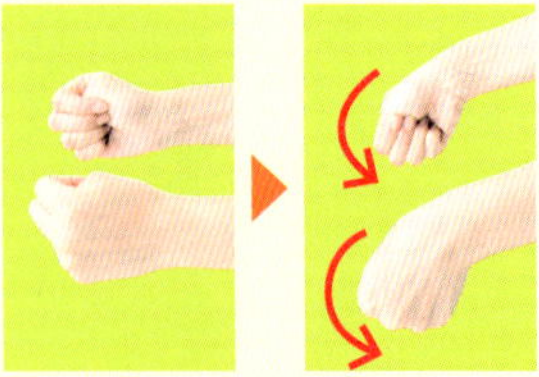

これで痛み・しびれが出れば…

↓

腱鞘《けんしょう》炎（ドゥ・ケルバン病）

セルフケアは P46 へ

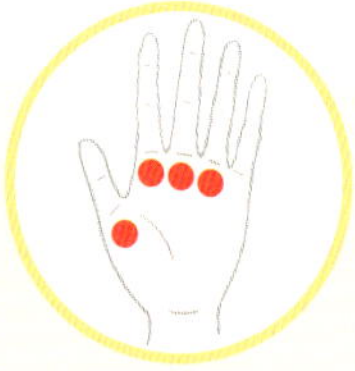

指の痛み

親指・人差し指・中指・薬指のいずれか１本、または何本かに、痛み・しびれが現れる。それらのいずれかの指の付け根（手のひら側）に腫れがある。

判断法

曲げづらくなっている指を曲げたり、伸ばしづらくなっている指を伸ばしたりしてみる。

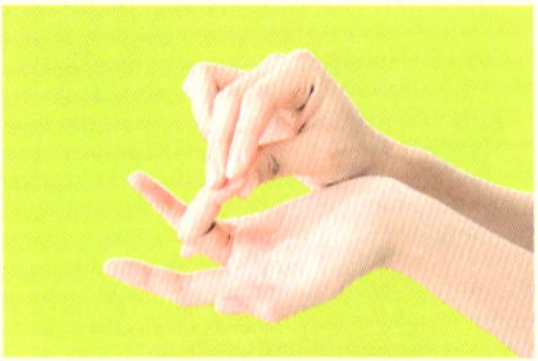

これで痛み・しびれが出れば…

↓

バネ指

セルフケアは P44 へ

痛む場所でわかる

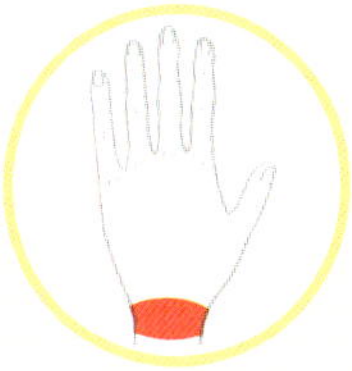

手首の痛み

手首のやや甲側に、痛みが現れる。

判断法

イスやテーブルに手をつき、手に体重をかけながら立ち上がる。

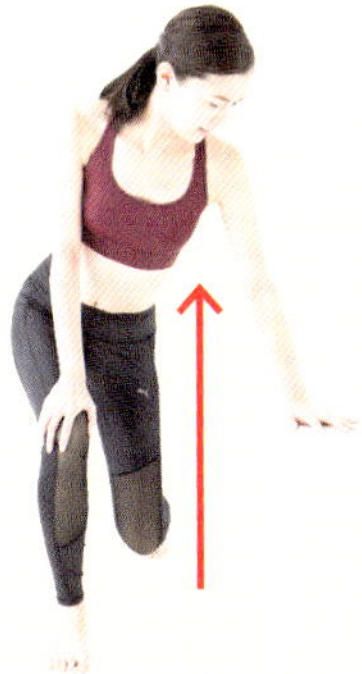

これで
痛み・しびれが
出れば…

↓

手根不安定症

セルフケアは P50へ

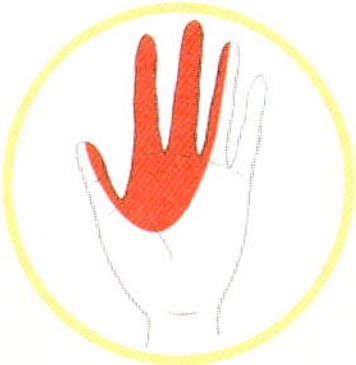

指・手のひらの痛み

親指・人差し指・中指の手のひら側、薬指の中指側の半分のいずれかに、痛み・しびれが現れる。または、これらの指の付け根あたりの手のひらに、痛み・しびれが現れる。

判断法

両手の甲どうしをぴったり合わせてから、指先を下に向けた状態を15秒間キープする。

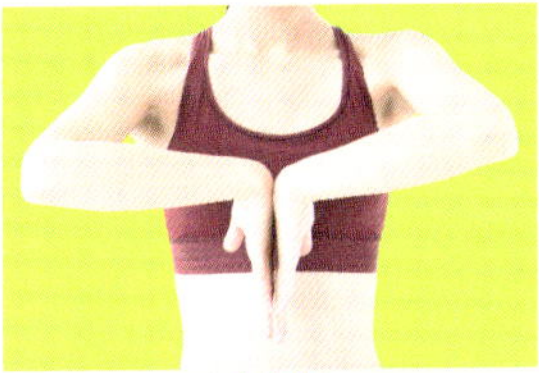

これで
痛み・しびれが
出れば…

↓

手《しゅ》根《こん》管《かん》症候群

セルフケアは P48へ

手の痛みの正体 2

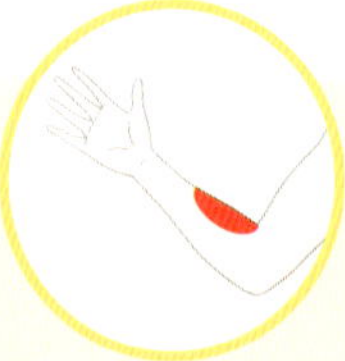

ひじの痛み①

手のひらを上にしたときの、ひじの外側にあたる範囲に、痛み・しびれが現れる。

判断法

腕を前方にまっすぐ伸ばし、手の甲を上にした状態で、２Ｌペットボトルなどの重いものを持ち、手首の力だけで持ち上げる。

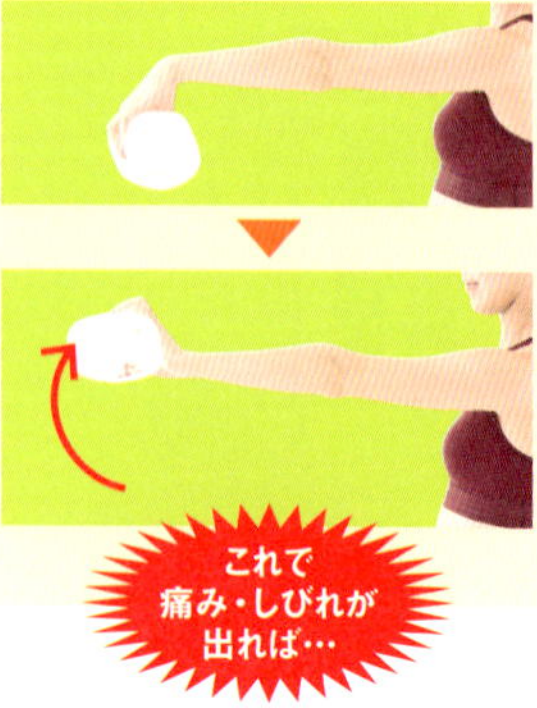

これで痛み・しびれが出れば…

上《じょう》腕《わん》骨《こつ》外《がい》側《そく》上《じょう》顆《か》炎《えん》

セルフケアは P52 へ

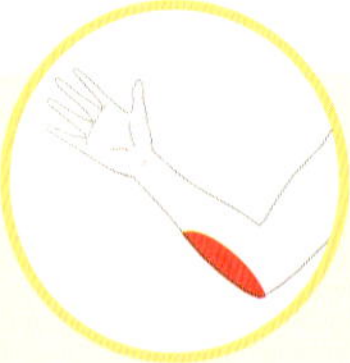

ひじの痛み②

手のひらを上にしたときの、ひじの内側（小指側）にあたる範囲に、痛み・しびれが現れる。

判断法

腕を前方にまっすぐ伸ばし、手のひらを上にした状態で、２Ｌペットボトルなどの重いものを持ち、手首の力だけで持ち上げる。

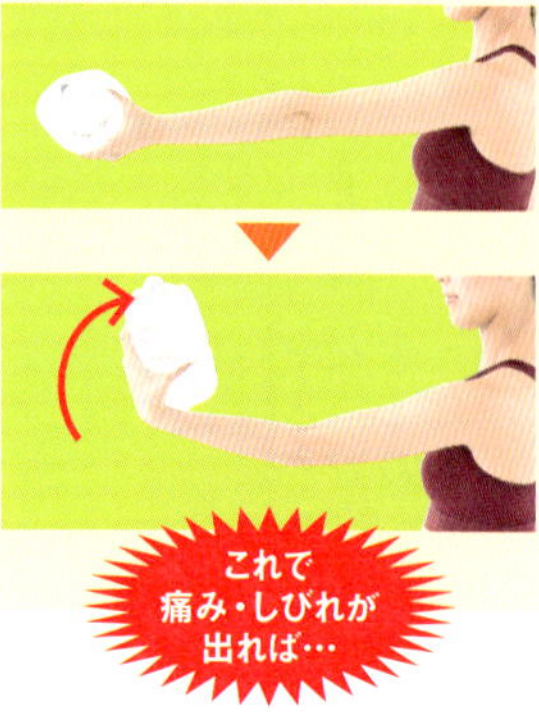

これで痛み・しびれが出れば…

上《じょう》腕《わん》骨《こつ》内《ない》側《そく》上《じょう》顆《か》炎《えん》

セルフケアは P54 へ

痛む場所でわかる

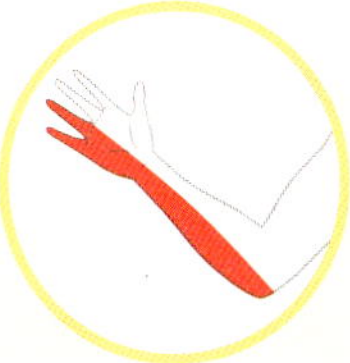

ひじから手首までの内側、指の痛み

ひじの内側から、小指・薬指にかけての範囲に、痛み・しびれが現れる。

判断法

軽く曲げたひじの内側を、反対の手の人差し指と中指でトントンと叩く。

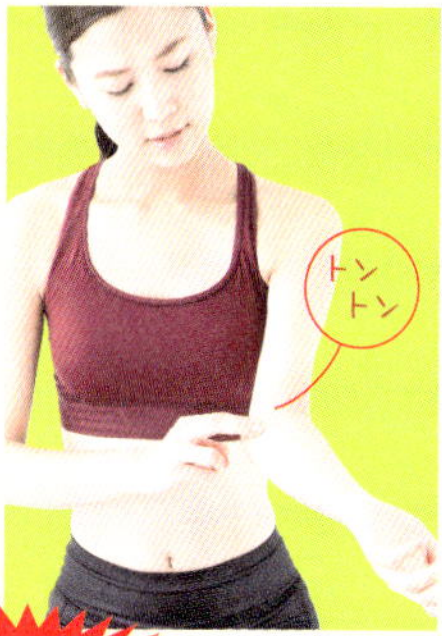

これで痛み・しびれが出れば…

肘《ちゅう》部《ぶ》管《かん》症候群

セルフケアは P56 へ

痛む場所で判断するセルフチェックでわからない「痛み」「しびれ」は、脳の疾患など、ほかの病気が隠れていることがあります。医師の判断を仰いでください。

腰のトラブル進行度チェック

以下の質問のうち、ご自分に当てはまる項目をチェックしましょう。

進行度①

- □ 家族など周りの人たちから、姿勢の悪さを指摘されたことがある
- □ 腰や背中がよく張っているような感じがある
- □ デスクワークや車の運転を、長時間している
- □ 前かがみ・前傾姿勢での立ち仕事が多い仕事をしている。または、以前していた

☑ ＿＿＿個

進行度②

- □ 腰痛を病院や整形外科などで診てもらったが、「異常なし」と言われた
- □ マッサージをしても、腰のだるさや張りが取れない。または、すぐにぶり返す
- □ 座り続けたり、立ち続けたりすると、きまって腰が痛くなる
- □ 仰向けにまっすぐ寝るのが、つらくなってきた

☑ ＿＿＿個

進行度❸

- □ ぎっくり腰を、二度三度と繰り返している
- □ せきやくしゃみをしたときや、トイレでいきんだとき、腰に痛みが響く
- □ 腰だけでなく、お尻や脚にも痛み・しびれ・違和感がある
- □ 腰痛があるうえに、「平らな場所でもつまずきやすくなった」「スリッパが脱げやすくなった」など、脚の動き方に変化が出てきた

☑ ＿＿＿＿個

診断結果

それぞれの進行度につき、当てはまるものが２つ以上あったら、より高いほうが今のあなたの腰のトラブル進行度です。例えば、【進行度❶】で３個、【進行度❷】で２個、【進行度❸】で１個が当てはまった場合は、【進行度❷】に該当します。
22～23ページの結果が○だった人も、ここでいくつもの項目が当てはまっていたら、注意が必要。

↓

現在悩まされている足の痛み・しびれへの対策に加え、腰へのケアもしておくことがおすすめです。そうれば、症状の悪化は食い止められ、痛みやしびれの治りも早まります。

腰のトラブルへの
セルフケアは
P58-61へ

足の痛みの正体

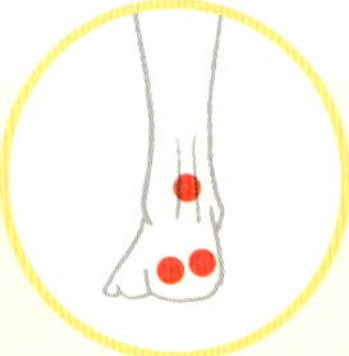

アキレス腱の痛み

アキレス腱に、痛み・しびれが現れる。

判断法

手の指で、アキレス腱を少し強めにつまむ。

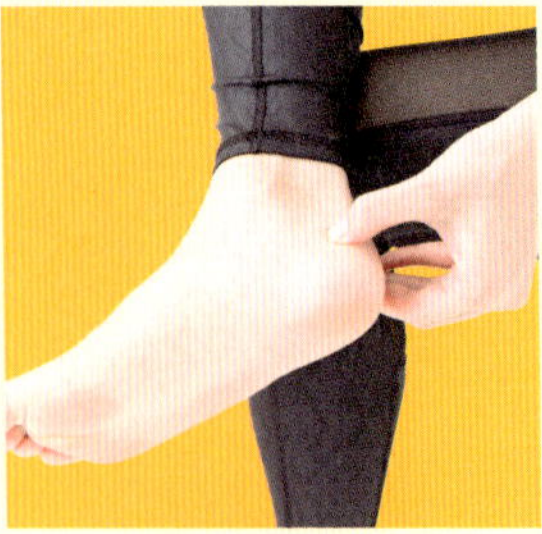

これで痛み・しびれが出れば…

↓

アキレス腱炎

セルフケアは P64へ

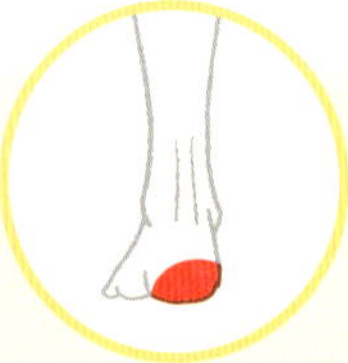

かかとの痛み

立っているとき、足裏のかかとに近いところの内側に痛みが現れる。

判断法

手を使って足指を反らせ、反対の手で足裏のかかとに近いところの内側を押す。

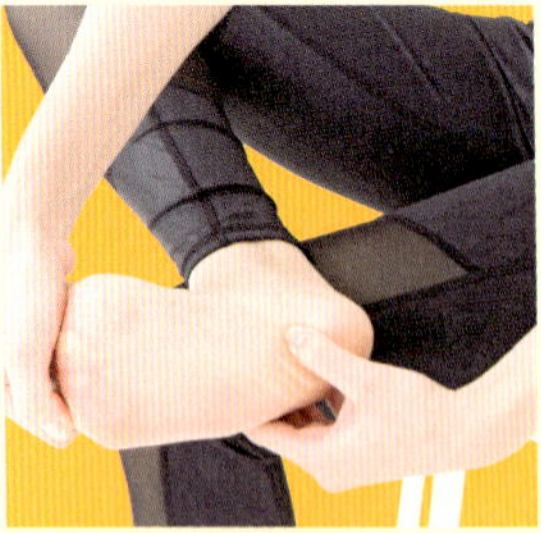

これで痛み・しびれが出れば…

↓

足底腱膜炎

セルフケアは P62へ

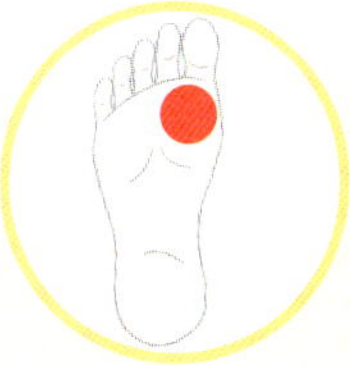

親指の付け根の裏の痛み

足指が床にしっかり着かず、親指の付け根周辺に痛みが現れる。

判断法

床に足を着き、手で親指を目一杯反らせ、親指の曲がった角度を見る。親指の角度がおよそ60度以下であれば問題ありません。

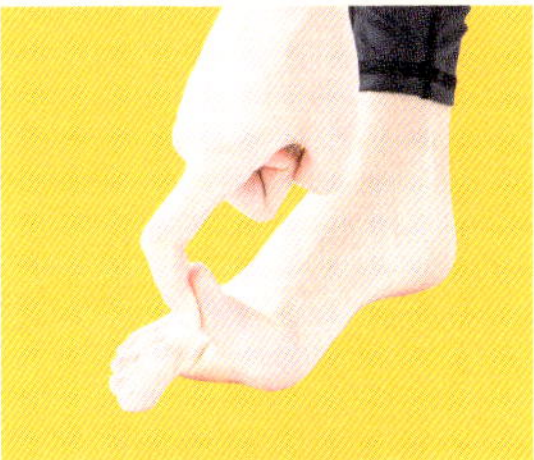

これで痛み・しびれが出れば…

↓

浮き指（母《ぼ》趾《し》種《しゅ》子《し》骨《こつ》障害）

セルフケアは P68へ

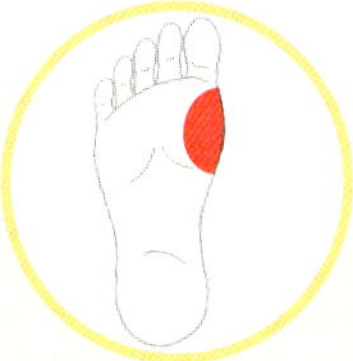

親指の付け根の内側の痛み

親指の付け根の内側が出っ張り、痛み・腫れが現れる。

判断法

親指の付け根の内側を押す。

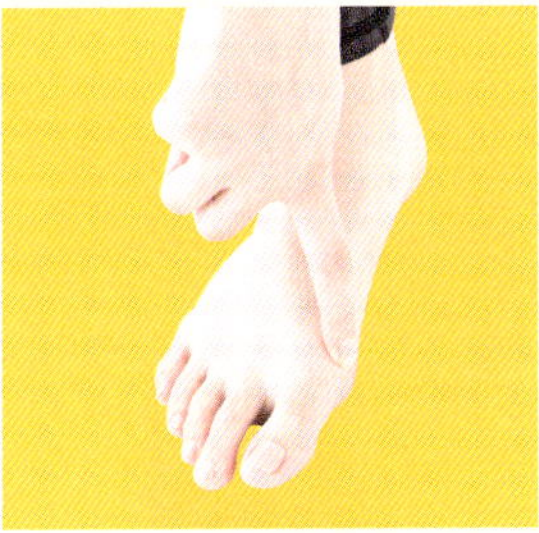

これで痛み・しびれが出れば…

↓

外反母趾

セルフケアは P66へ

ストレッチをしよう！

ここまでの内容で、手や足の痛み・しびれのチェックはかなり詳しくできました。

22～23ページの「セルフチェック」では、首の関節（頸椎）や腰の関節（仙腸関節）が、手足の痛みやしびれに〝陰で悪さをしているのかどうか〟がわかりました。

また、「首のトラブル進行度チェック」（24～25ページ）と「腰のトラブル進行度チェック」（30～31ページ）では、陰で悪影響を与えかねない首・腰の状態まできちんと見極めることができましたね。

現在、手足の痛みやしびれに悩まされているかたで、これらのテストであまりよくない結果が出ていたら、これから紹介する「首のトラブル解消法」や「腰のトラブル解消法」をぜひ実践してみてください。

手や足の痛み・しびれはあるものの、全身セルフチェックや首・腰のトラブル進行度チェックでなにも問題がなかったというかたも、手足のそれぞれの疾患に対応したセルフケアをまず行い、余裕があるときに「首のトラブル解消法」「腰のトラブル解消法」を試してみてください。手足の痛みやしびれの進行を防ぎ、治るまでのスピードを早める後押しをしてくれます。

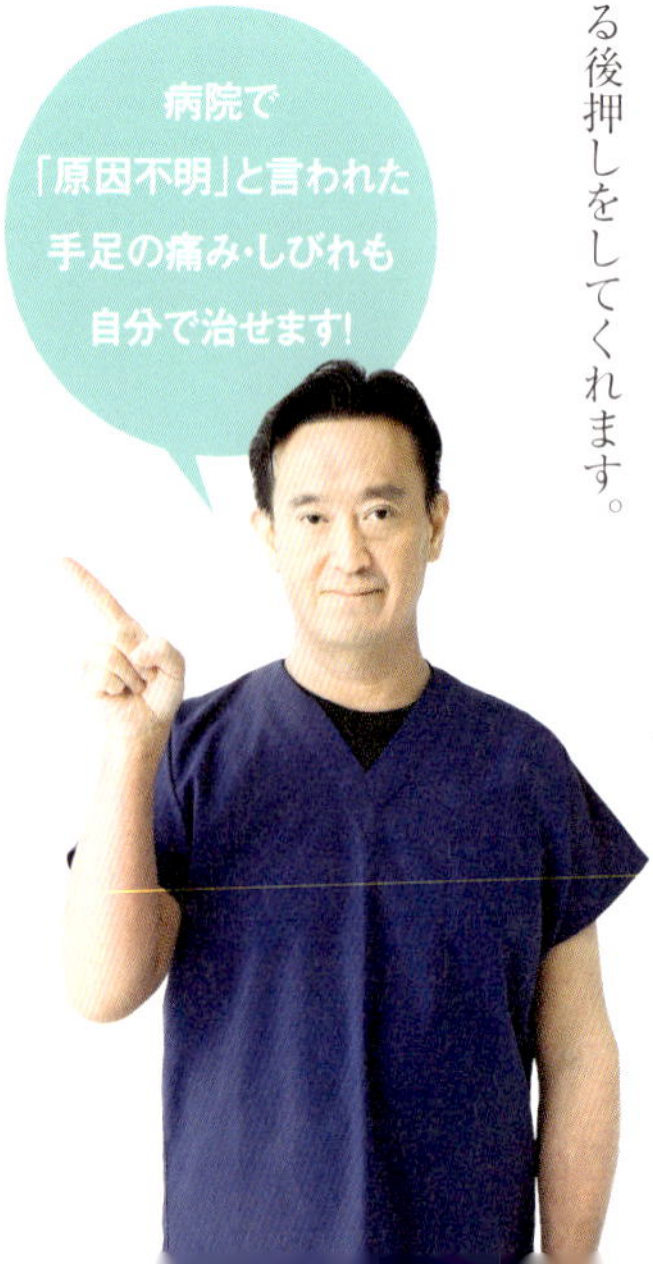
病院で
「原因不明」と言われた
手足の痛み・しびれも
自分で治せます!

自分の痛みやしびれに合った

手・足の痛みしびれのある人

CHECK 首・腰の状態をチェック……P22

腰が曲がっていれば

CHECK 腰からの影響度は？……P30

CHECK 足の痛みの正体は？……P32-33

「仙腸関節ストレッチ」……P58

「お尻ストレッチ」……P60

＋

痛む部位ごとの特効ストレッチ……P62-71

首が前に出ていれば

CHECK 首からの影響度は？……P24

CHECK 手の痛みの正体は？……P26-29

「首のテニスボール体操」……P38

「あご押し体操」……P40

「うつ伏せあご押し体操」……P42

＋

痛む部位ごとの特効ストレッチ……P44-57

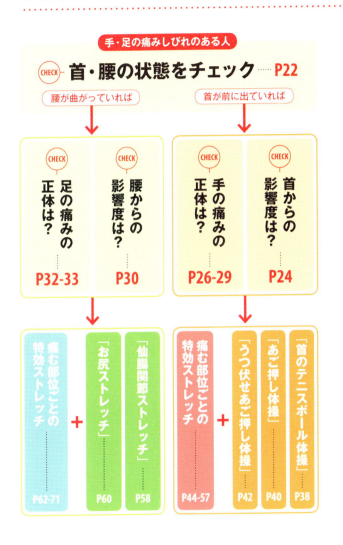

酒井式

痛み・しびれ解消ストレッチのルール

それでは、手や足の痛み・しびれの解消に非常に有効なストレッチをご紹介します。

これらはいずれも、痛みやしびれの原因に直接アプローチし、関節・骨・筋肉・腱・靭帯などの組織を〝本来あるべき状態〟に導くものばかりです。

また、手足の痛みやしびれに多大な悪影響を与えかねない首・腰のトラブルを、スムーズに解消・改善させるストレッチも用意しています。

いずれも、私が治療院で長年行い、患者さんへの確かな効果を確認しているメソッドで、誰でもすぐに行えるようアレンジしたものです。

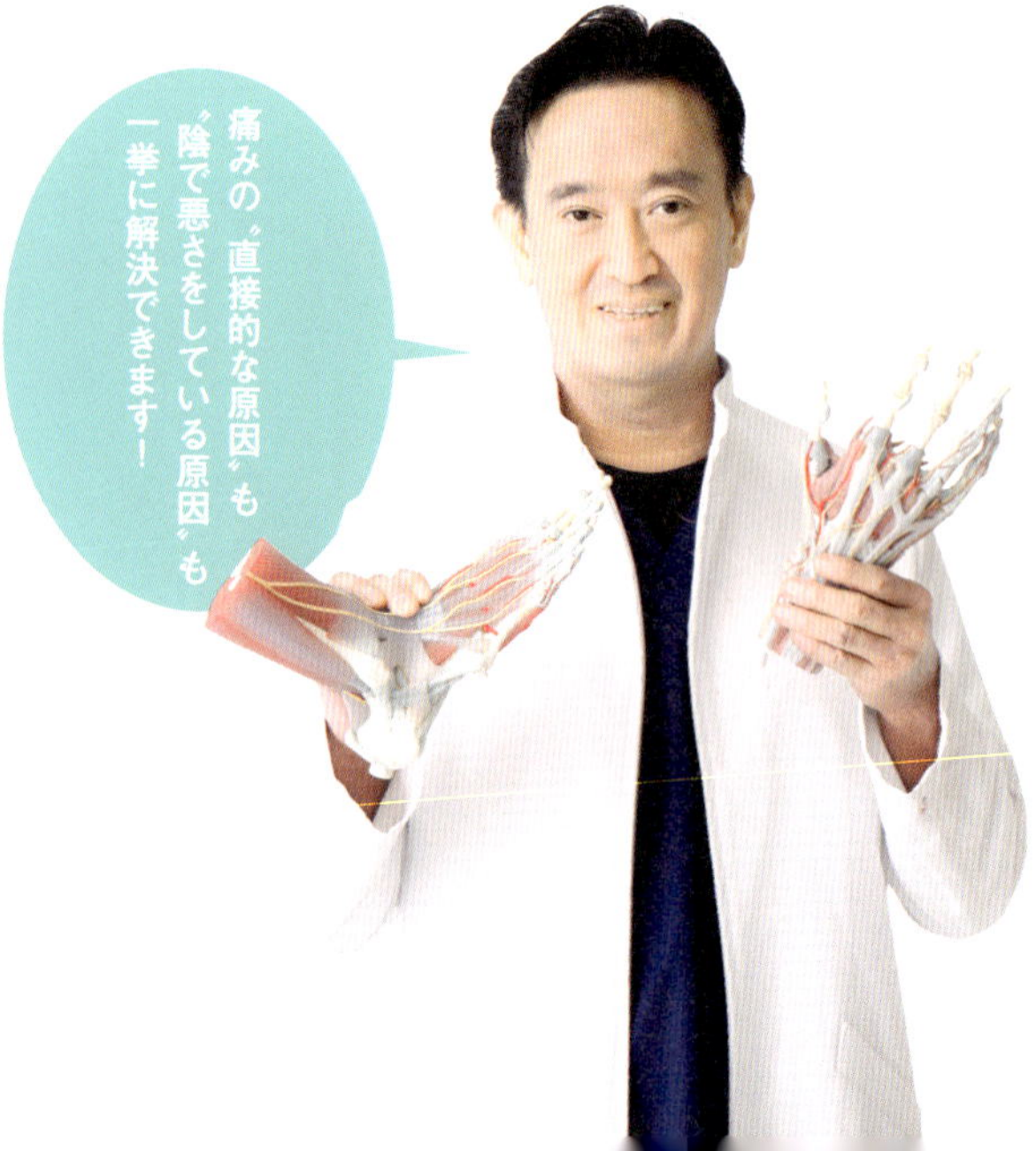

痛みの〝直接的な原因〟も
〝陰で悪さをしている原因〟も
一挙に解決できます！

ポイント1

痛みやしびれのあるポイントに対するストレッチはもちろん、手に問題がある場合は首、足に問題がある場合は腰へのストレッチもできるだけ行うようにする

ポイント2

床で行うストレッチは、たたみやフローリングなど硬めで平らな床の上で行う

ポイント3

「イタ気持ちいい」と感じる程度の刺激を目安にする

ポイント4

できるだけ毎日実践し、明確な効果が現れやすい2〜3週間後まで続けてみる

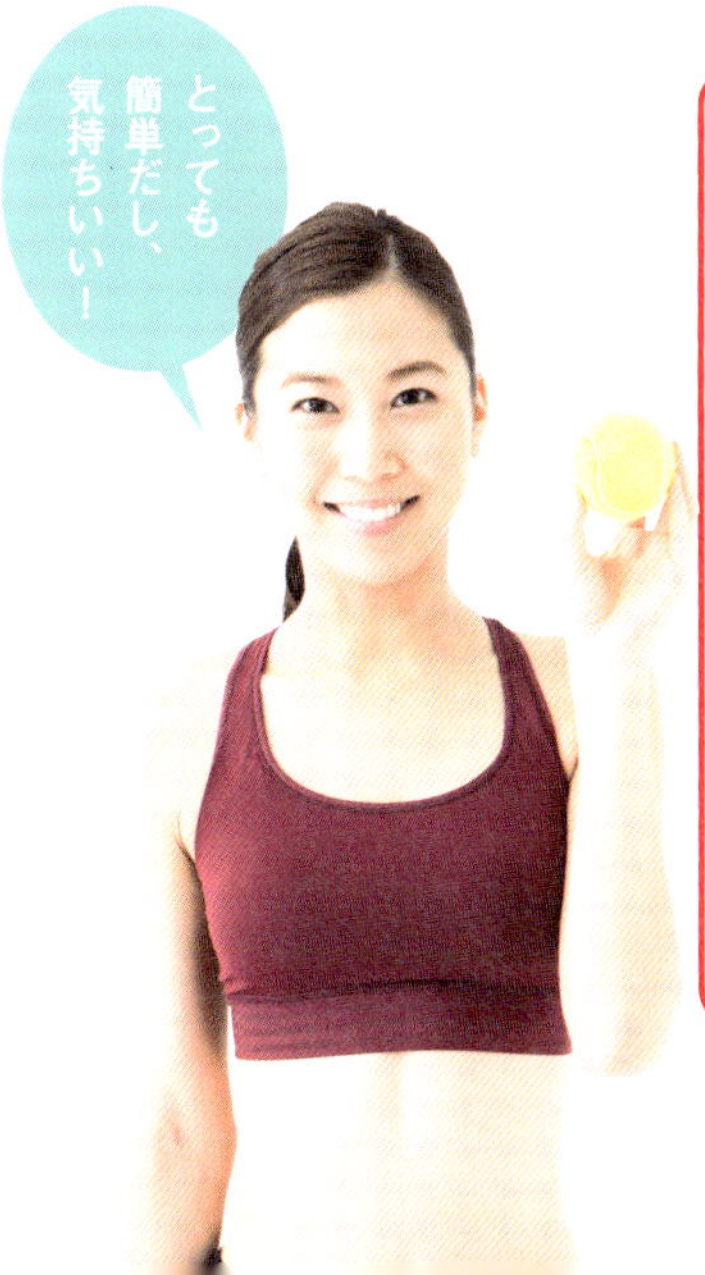

用意するもの

硬式のテニスボール

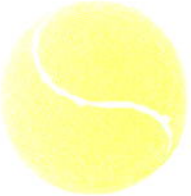

ボール1個だけを使うストレッチ、2個使うストレッチ、3個使うストレッチがあるので、必要な数を用意。

➡ P38/58/60/62/66で使用

フェイスタオル

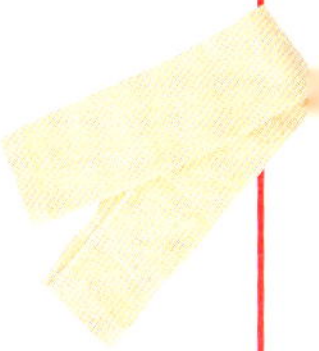

フェイスタオルは縦に2回折り、4等分の幅の帯状にして使用する。

➡ P42/68/70で使用

手の痛みの
「隠れた原因」を
解決する

首のトラブル
撃退著効術
1

首のテニスボール体操

硬くなった「頭と首の境目」を緩めて広げ、頸椎《けいつい》の柔軟性も効率的に高めます。ここを通る無数の血管・神経の流れもよくなり、腕から手先までの痛み・しびれの解消に役立ちます。

準備

テニスボール2個を固定する

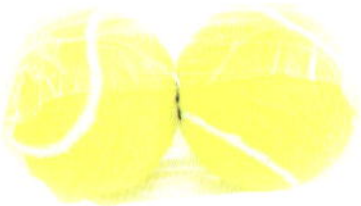

ガムテープやキネシオテープで２個のテニスボールをぴったりつける。

1

頭と首の境目にテニスボールをセット

粘着テープで２個のテニスボールをぴったりつけた状態で固定し、そのボールが頭と首の境目で左右中央にくるように当てる。

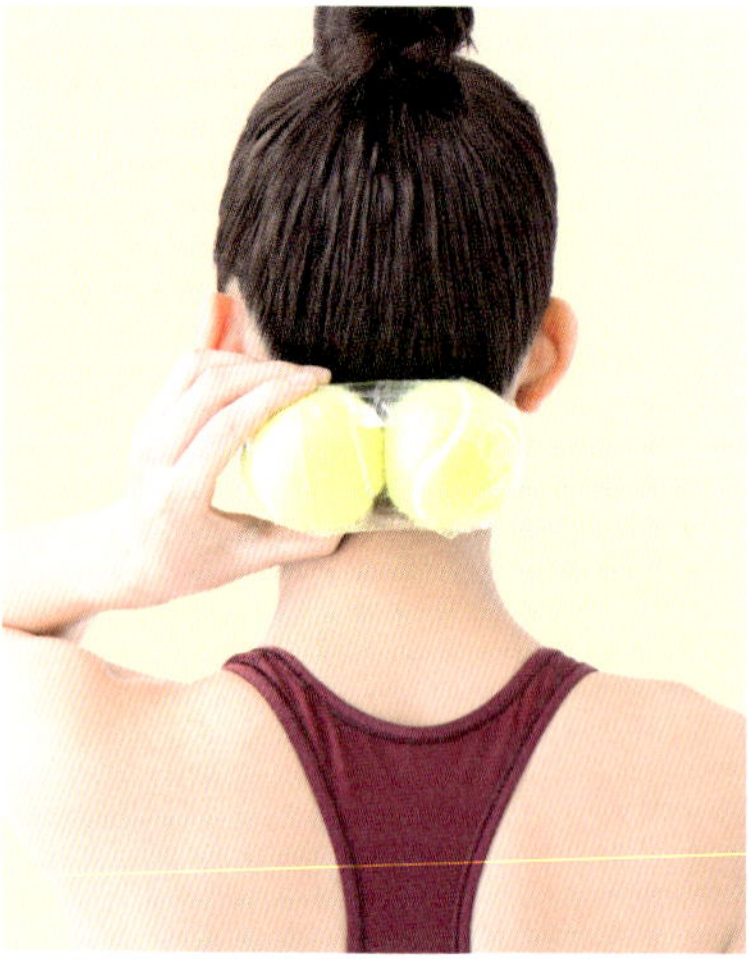

2

1〜3分間、仰向けに寝る

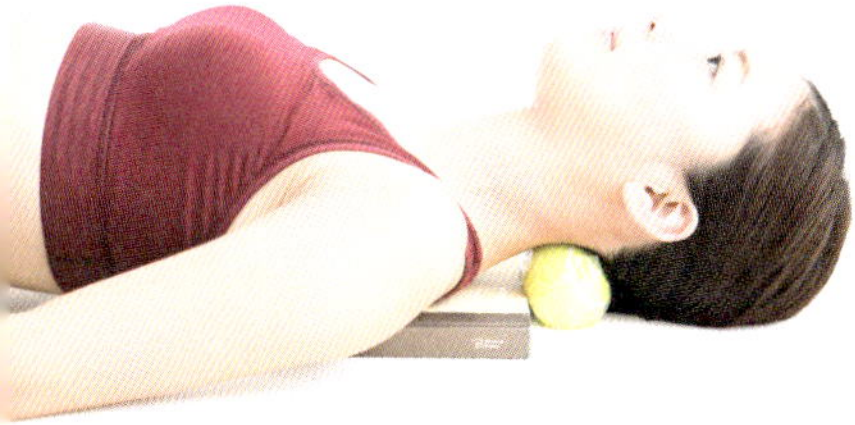

テニスボールの位置はそのままで、たたみやフローリングなどの硬い床に仰向けに寝て、その状態を1〜3分間キープ。回数の目安は、1日1〜3回。後頭部を床から少し浮かせ、ボールからの圧が斜め上にかかるイメージで行うと効果的。

ポイント

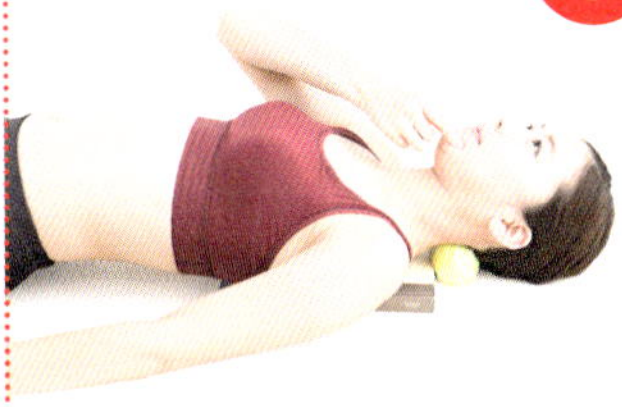

背中の下に厚さ2cmほどの本などを敷くと、ボールのズレを防げるのでおすすめ。この体操を行いながら、次のページにある「あご押し体操」を同時に行うと、効果倍増！

こんな方法も！

24〜25ページで、首のトラブルの進行度が2以上の場合は、ストレートネック（91ページ参照）がかなり悪化している状態。2個のテニスボールを肩甲骨の位置にセットし、同様に1〜3分間仰向けに寝ると、トラブル解消にいっそう効果的です。

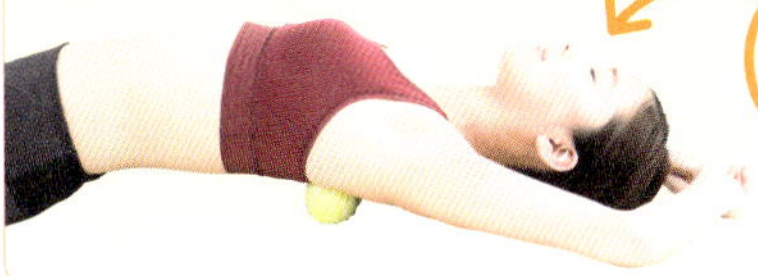

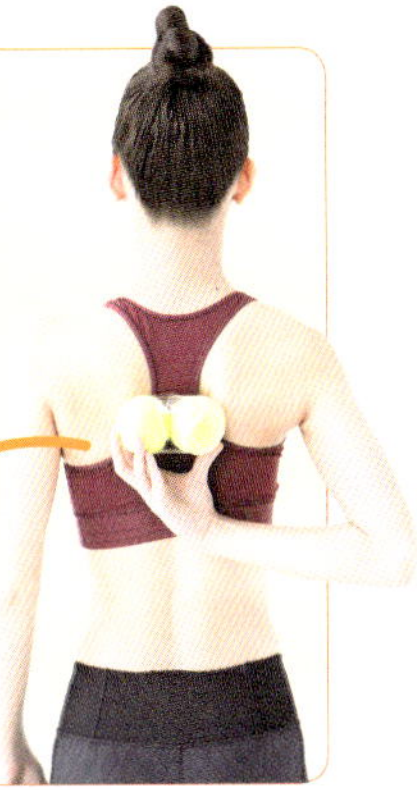

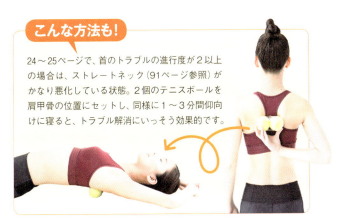

手の痛みの「隠れた原因」を解決する

首のトラブル撃退著効術 2

あご押し体操

ストレートネックで前方に出てきた頸椎を後方へ押し戻し、本来のバランスを取り戻します。いつでもどこでも行えて、首・肩・ひじ・手の連動性を、効率的かつ効果的にアップさせます。

1

頭を前方に突き出す

あごに片手の親指と人差し指を当てて、首から下の体の位置は動かさずに、頭だけをなるべく前方に突き出す。

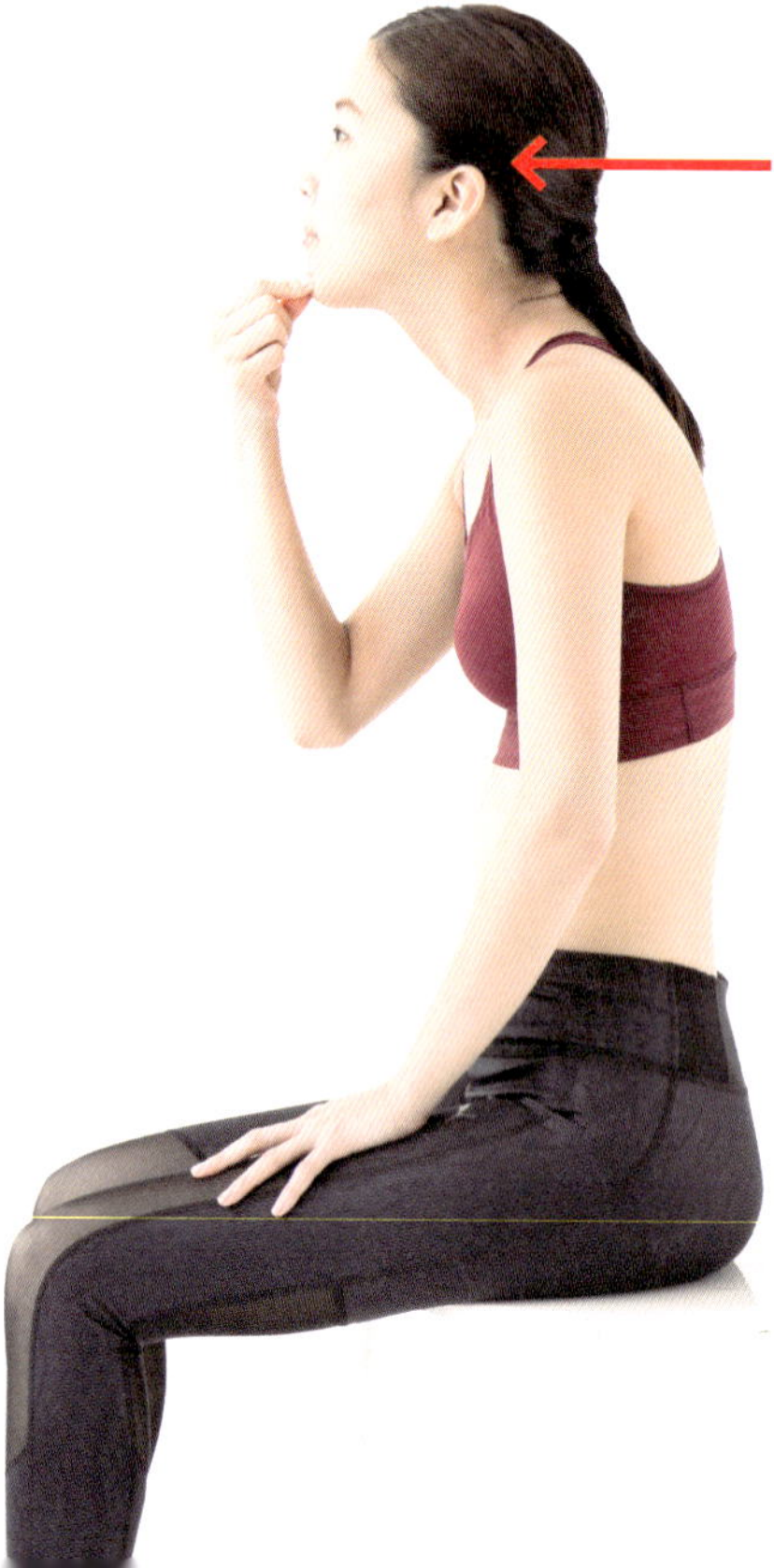

ポイント

首をあえて前方に突き出すのは、ストレートネックの「悪い姿勢」を確認するため。また、あごをうまく押し込めない場合は、イスの背もたれや壁に背中をつけると、行いやすい。

2

あごをグッと押し込む

あごに添えた指を水平にスライドさせるように、グッと後方に押し込む。**1**と**2**を１セットとして、２～３回繰り返す。１日に何セット行ってもＯＫ。

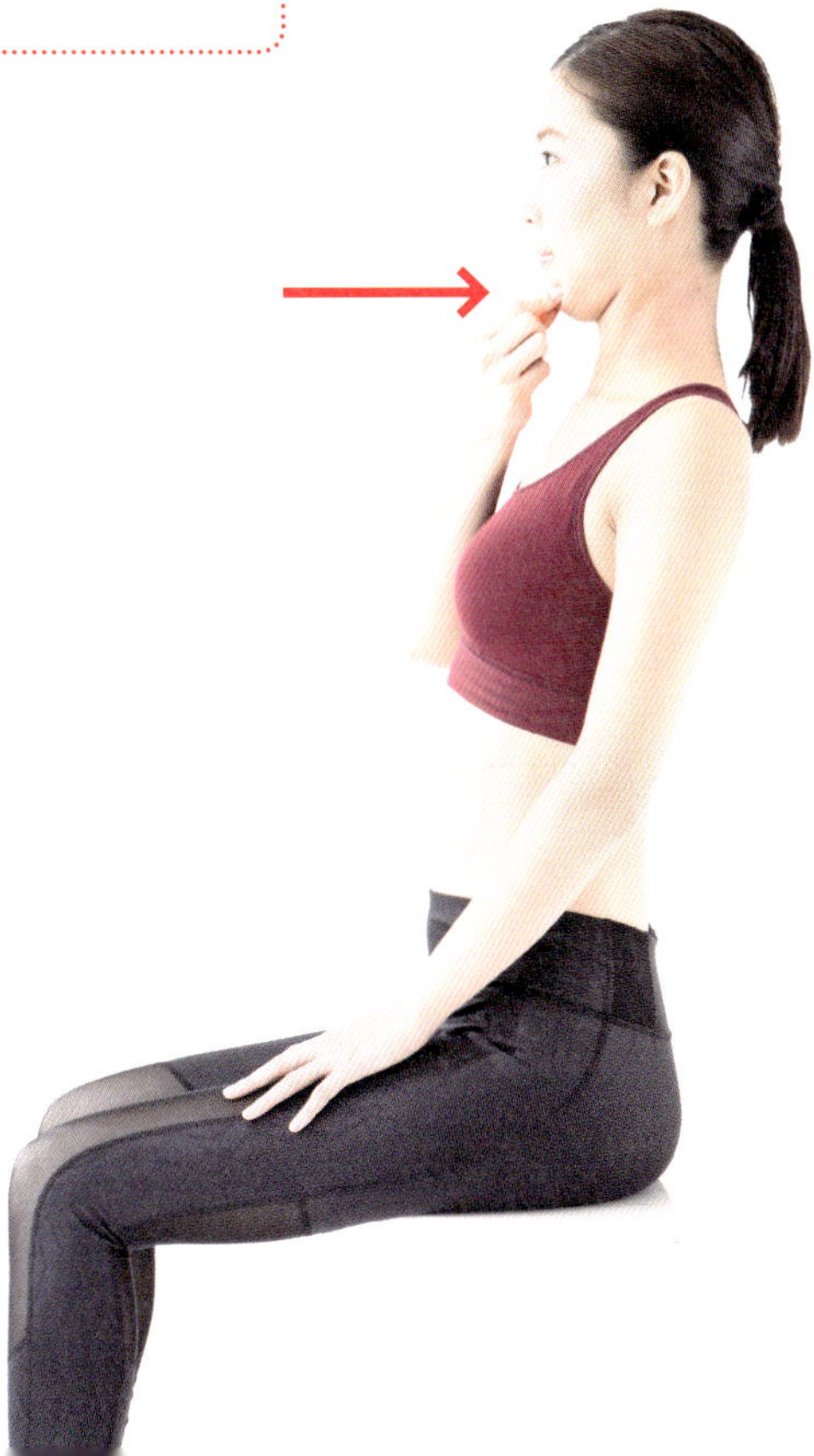

手の痛みの
「隠れた原因」を
解決する

首のトラブル
撃退著効術
3

うつ伏せあご押し体操

「座った状態や立った状態では、あご押し体操をうまくできない」という人に向けて、より簡単で確実に行える〝進化版〟を初公開！ 頸椎を自宅でじっくり矯正するのに最適です。

1

あごにフェイスタオルをセット

縦に２回折ったフェイスタオルをきつめに巻いておく。たたみやフローリングなどの硬い床にうつ伏せになってから、巻いたタオルをあごの下にセットする。

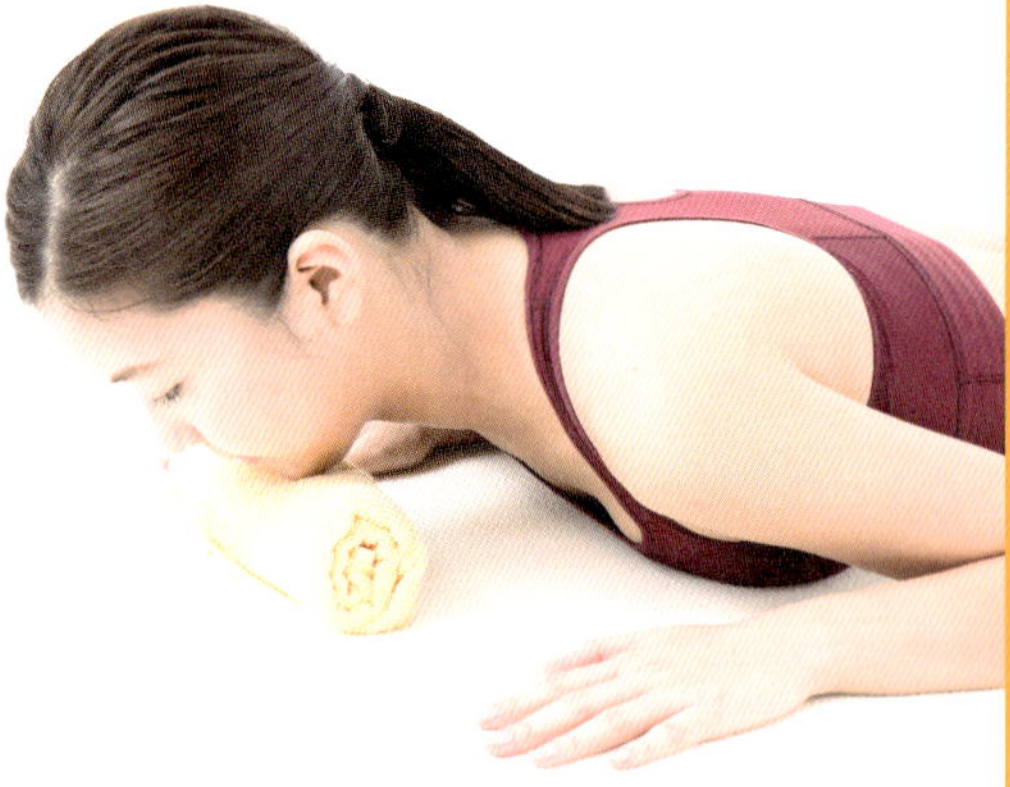

2

タオルに頭の重みをかける

首の力を抜き、あごの下にあるタオルに頭の重みをかける。その体勢を１～３分間キープ。回数の目安は、１日１～３回。床と顔がなるべく平行になるようにして、首を後方にジワーッと押し込み続けるイメージで行うと効果的。

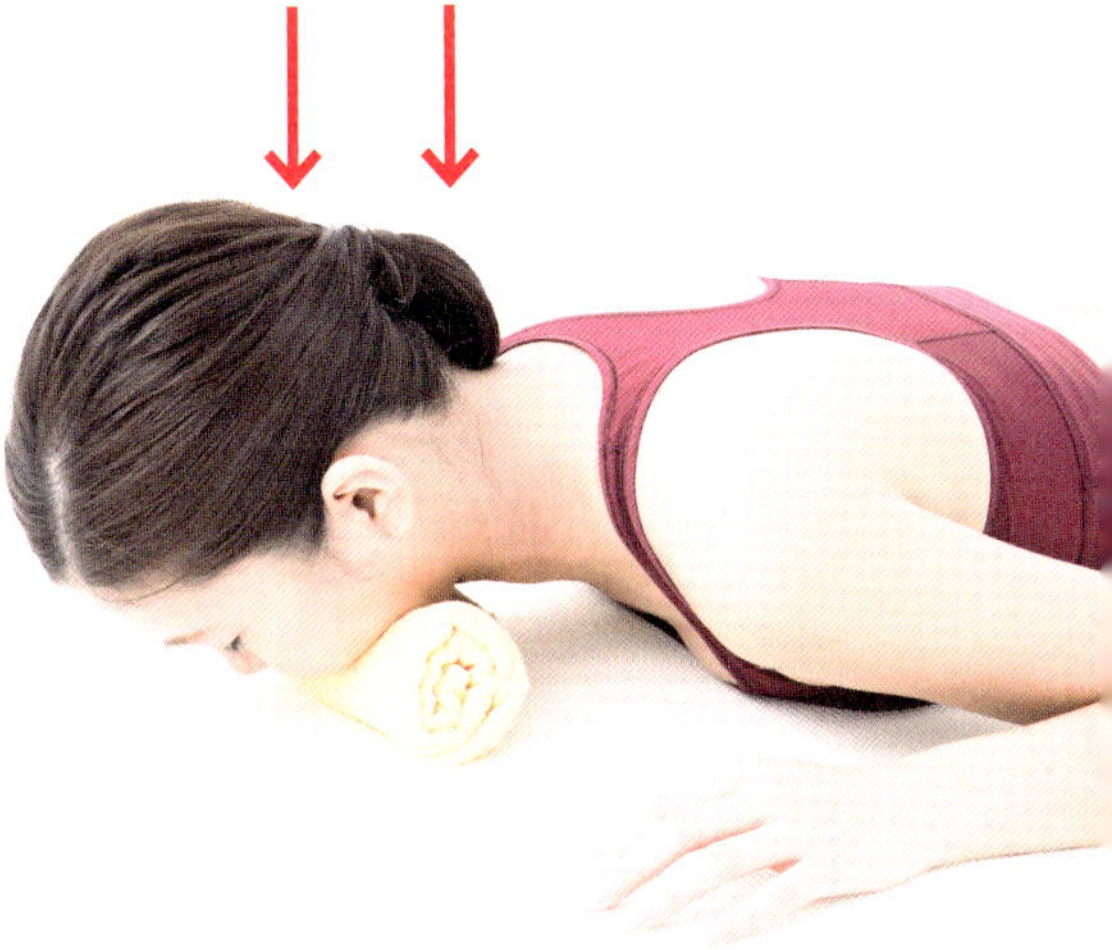

手の疾患・症状別のセルフケア

バネ指
に最善の対策

指反らしストレッチ

ひどく痛む時期が過ぎたら、少しずつでも有効な動きをさせるのが得策。入浴中、お湯に浸かって温まりながら行うと、曲げ伸ばししやすく、効果倍増！

1

痛いほうの手の指を、反対の手で反らす

痛くないほうの手で、痛いほうの手の指全体を手のひら側から包み込むようにして、手の甲側に向かってゆっくり反らす。反らした状態を10秒ほどキープしたら、痛くないほうの手を離す。次に、痛いほうの手の指全体を、今度は手の甲側から包み込むようにし、手のひら側に向かってゆっくり曲げ、その状態を10秒ほどキープ。これを１セットとして、３～５セット繰り返す。回数の目安は、１日１～３回。

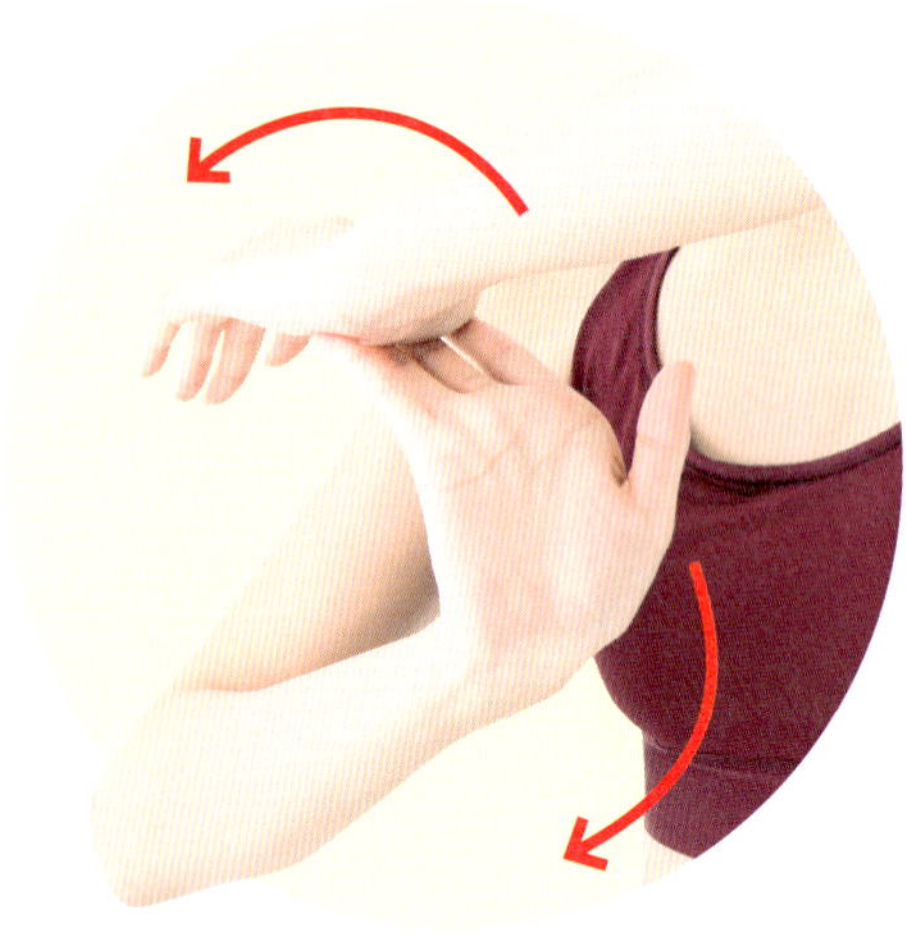

ポイント

痛いほうの手の指には、力を入れないで行うこと。また、痛いほうの指を反らすときは、それぞれの指の手のひら側を伸ばすようなイメージで行うと効果的。

2

痛い指の付け根を、マッサージする

また、痛い指の付け根をピンポイントでマッサージするのも有効。マッサージするところは、痛む指の付け根の手のひら側で、指の延長線上ですぐ下にある“小さなふくらみ”。ここに、反対の手の親指を当て、円を描くようにやさしく1分ほどマッサージする。回数の目安は、1日1～3回。

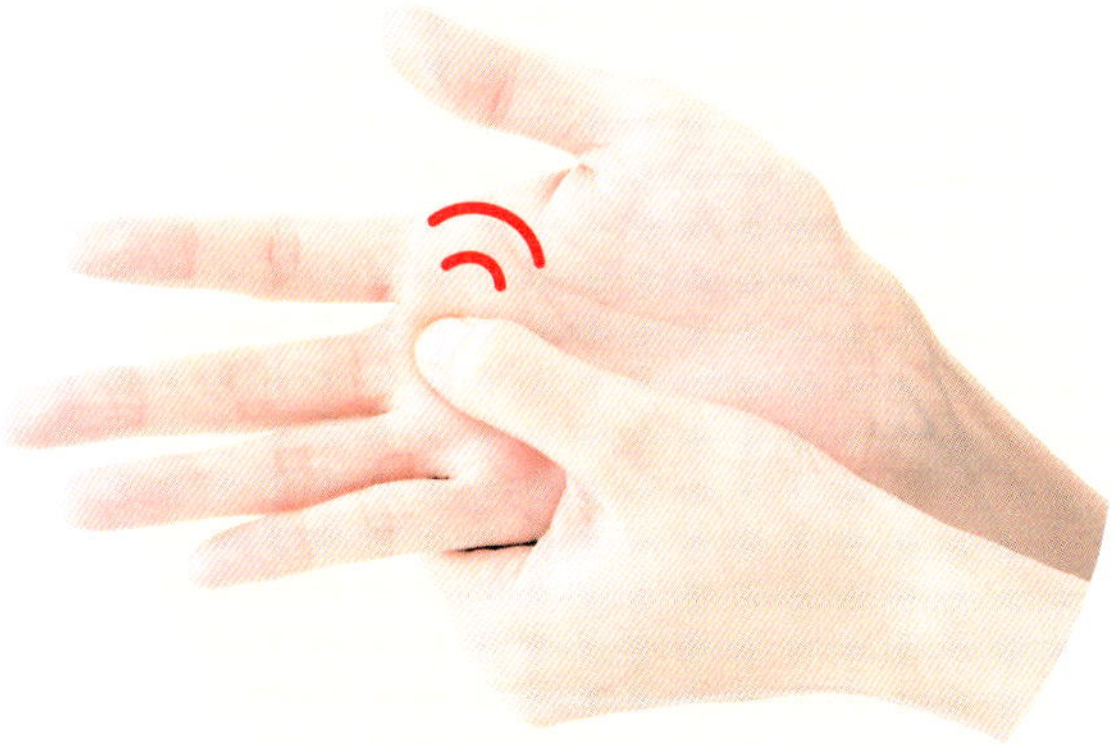

腱鞘炎
に最善の対策

親指周り マッサージ

スマートフォン（スマホ）の影響で急増中の腱鞘炎は、痛みが強いときは指を休ませ、痛みが弱まったら適切なケアで治すのが基本。2種類のケアで、親指周りの痛みを解消・改善！

1

手首の親指側を、マッサージする

親指の延長線上で、手首の内側にある“わずかに線状にふくらむ部分”を、反対の手の親指で円を描くようにやさしく1分ほどマッサージする。回数の目安は、1日1～3回。

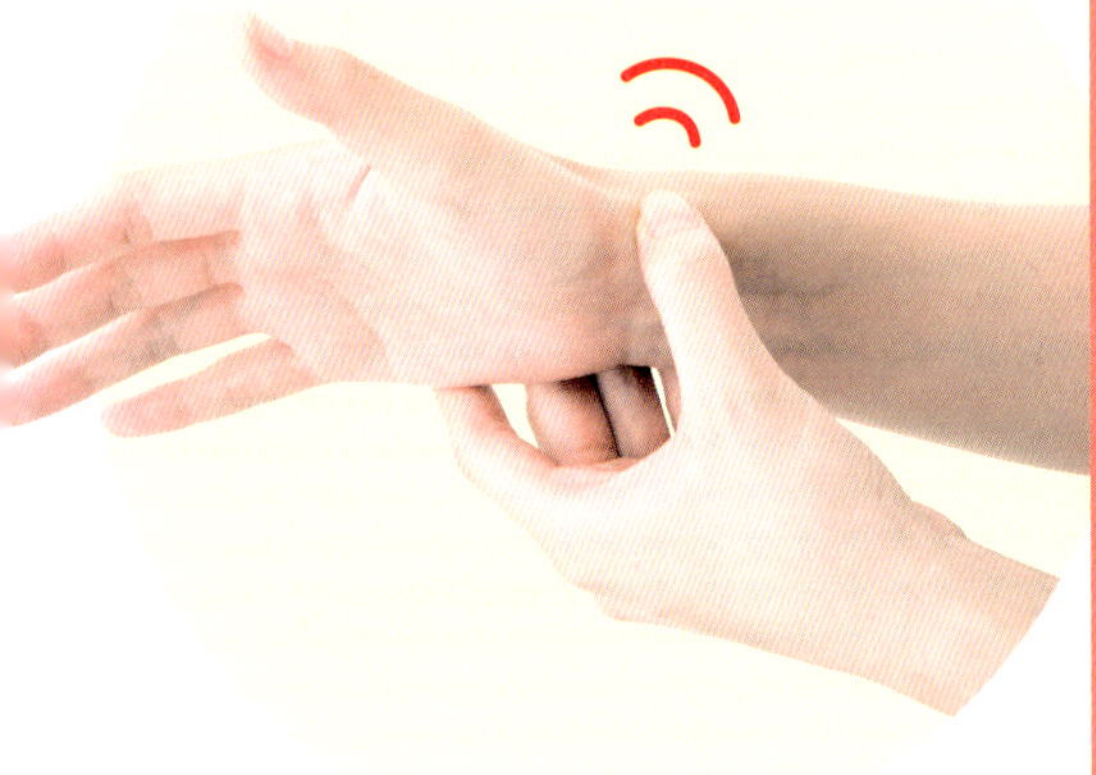

ポイント

マッサージを施す“わずかに線状にふくらむ部分”を見つけるには、親指を人差し指に対して90度に曲げると、ポコッとふくらんでくるところ。おふろで温まりながら行うと、効果が高まる。

2

親指と人差し指の間を、マッサージする

親指と人差し指の間にある筋肉を、反対の手の親指・人差し指で挟み、もむように1分ほどマッサージする。1日に何回行ってもOK。

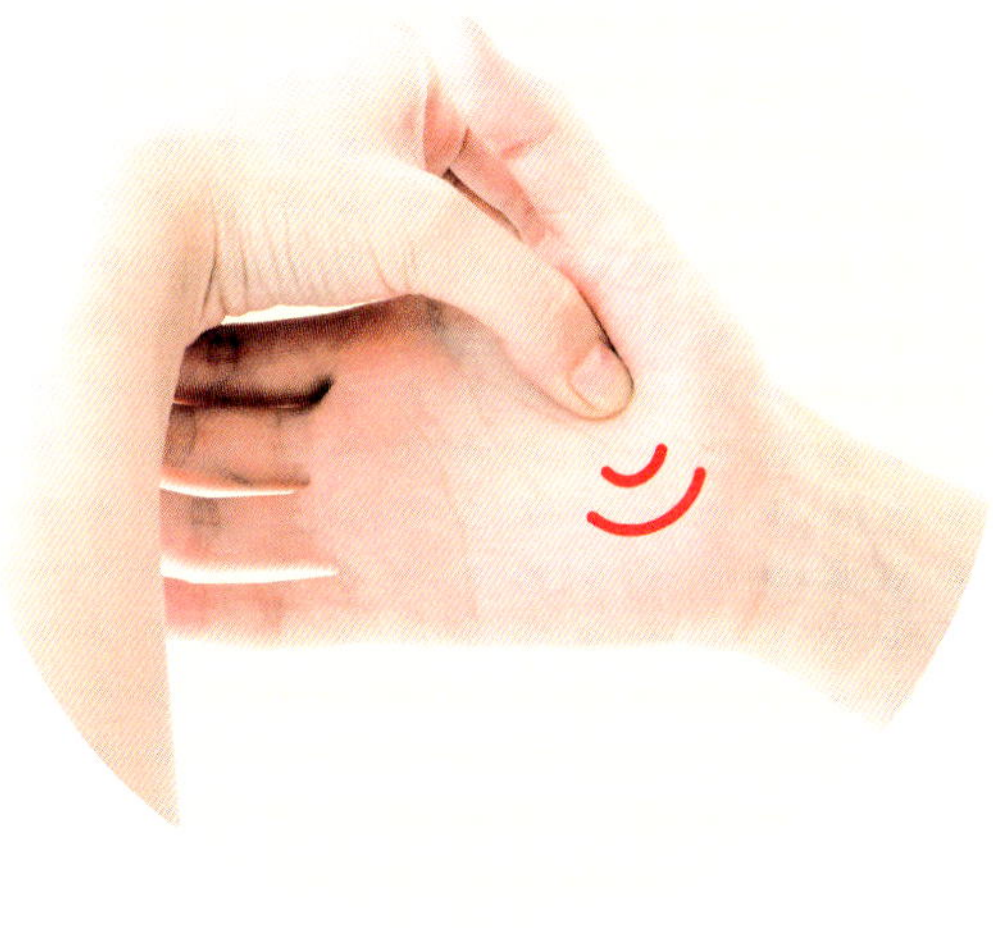

手の疾患・症状別のセルフケア

手根管症候群に最善の対策

前腕マッサージ

いつでもどこでもできるマッサージは、実践したその場ですぐに気持ちよく、毎日継続して行えば指や手のひらの痛み・しびれがスッと解消！

1

痛いほうの腕に、反対の手を添える

痛いほうの腕を包み込むように、痛くないほうの手を添える。このとき、痛いほうの手のひらを上に向けておくと、包み込むように添えた手で最適なマッサージが自然とできる。

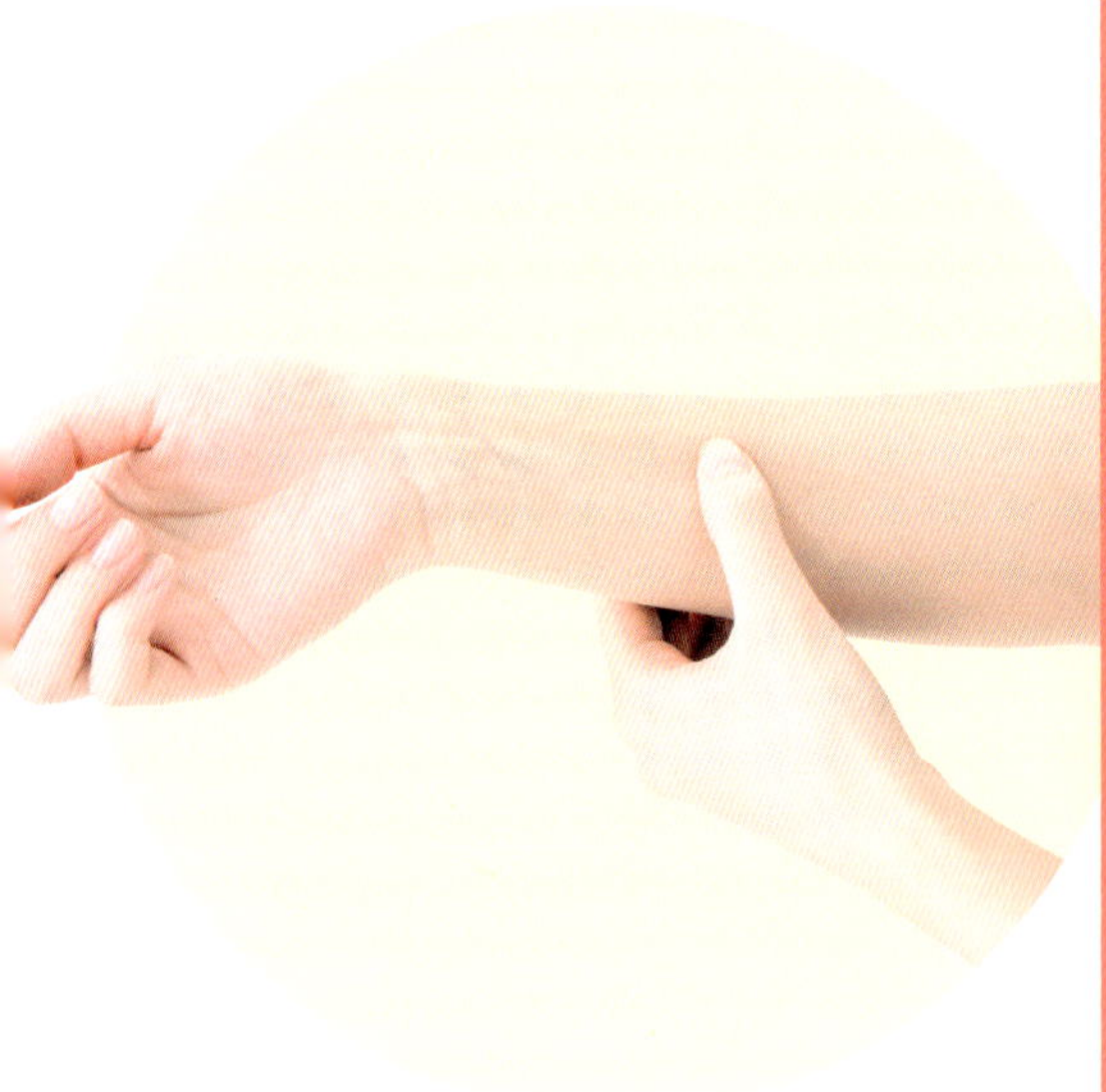

ポイント

様子をみながら、"前腕にある骨をつかむぐらいの意識"で少し強めに行ってもOK。おふろで温まりながら行うと、痛み・しびれの解消効果はさらに高まる。

2

前腕全体を、マッサージする

手首からひじにかけての前腕にある筋肉群をまんべんなく、もんだり円を描いたりするように1〜2分間マッサージする。回数の目安は特になく、痛み・しびれを感じるたびに行ってOK。

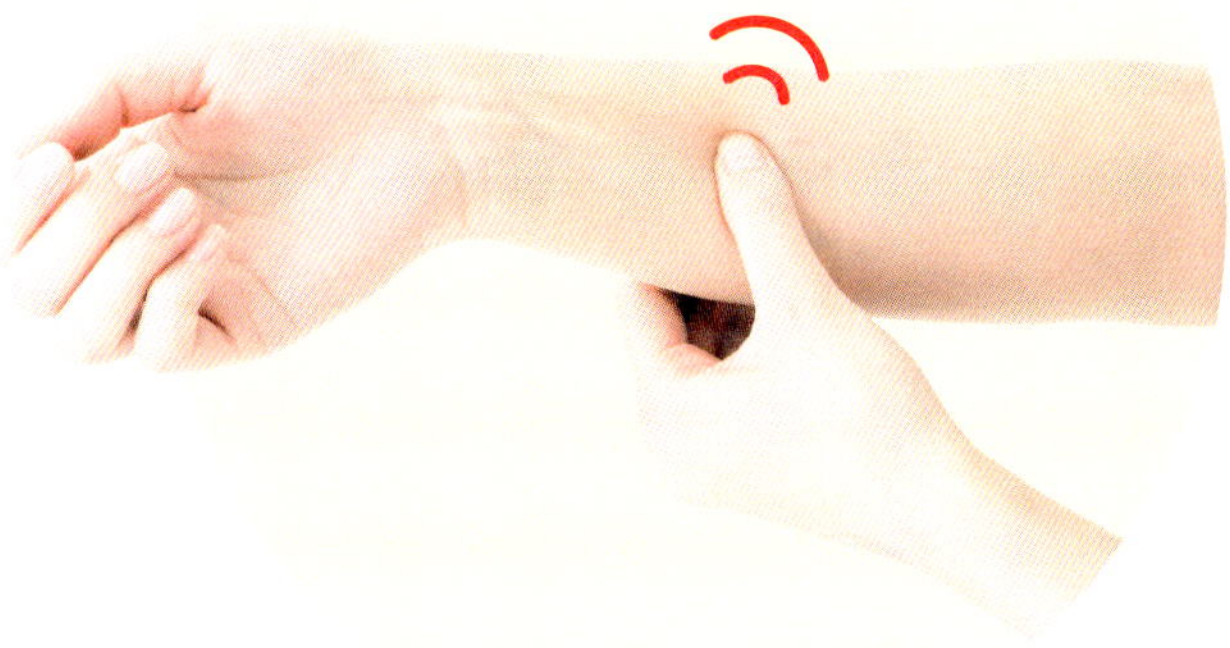

手の疾患・
症状別の
セルフケア

手根
不安定症
に最善の対策

手首押し込み体操

〝いくつもの細かい骨の連結構造〟の中で、本来の位置からズレてしまった骨を指で押し込んで矯正します。元の位置にカチッとハマれば、痛みが楽に！

1

月状骨《げつじょうこつ》に、親指を当てる

痛いほうの手のひらを上に向け、「薬指の延長線と手首のシワが交差する部分」にある月状骨に、反対の手の親指を当てる。

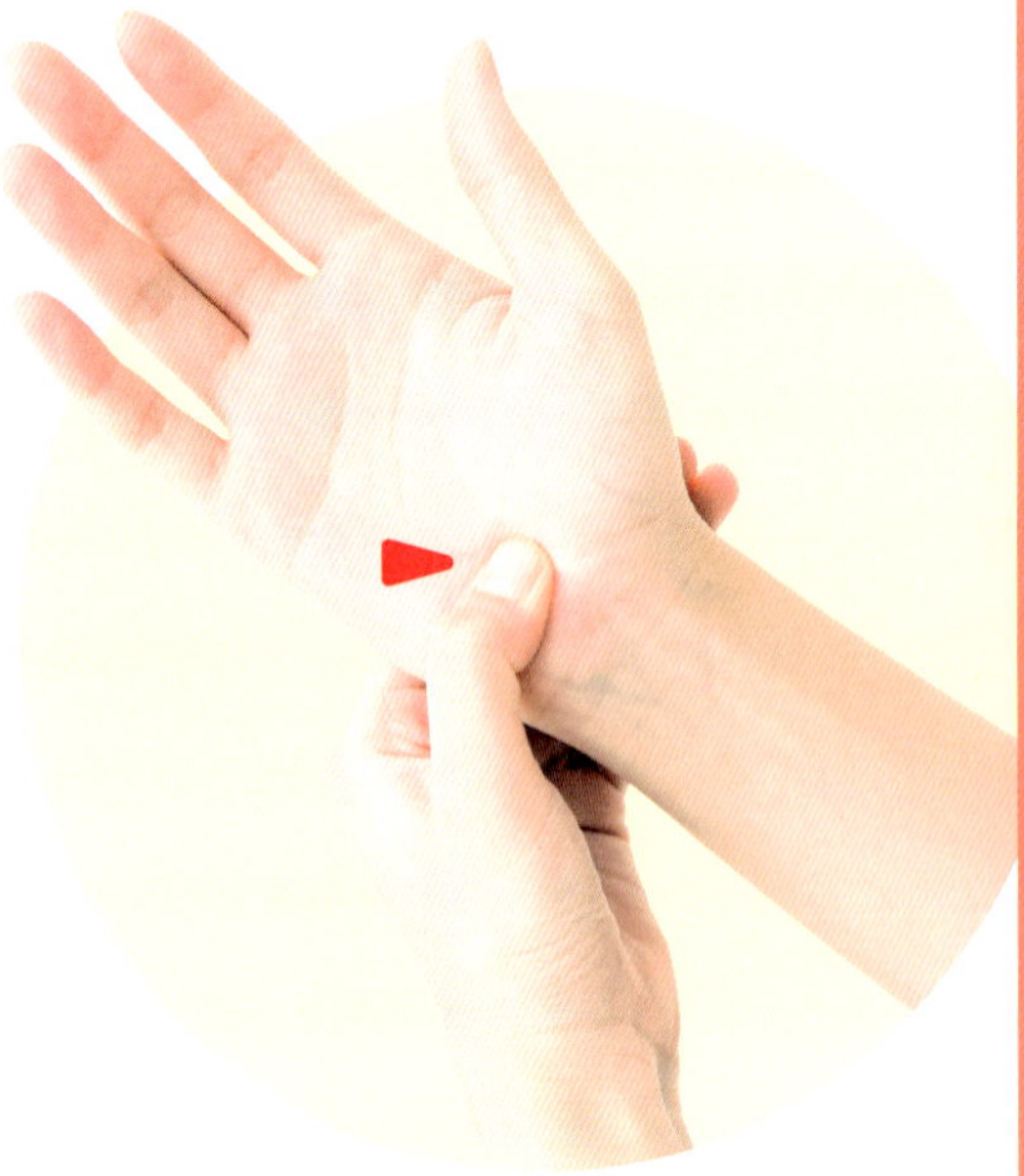

2

月状骨を、親指で強く押し込む

そのまま手首を曲げるようにして、親指を強く押し込んで5～10秒間キープ。回数の目安は、1日1～2回。親指を押し込むとともに、痛いほうの手の甲側に添えた指も押すようにすると、行いやすい。

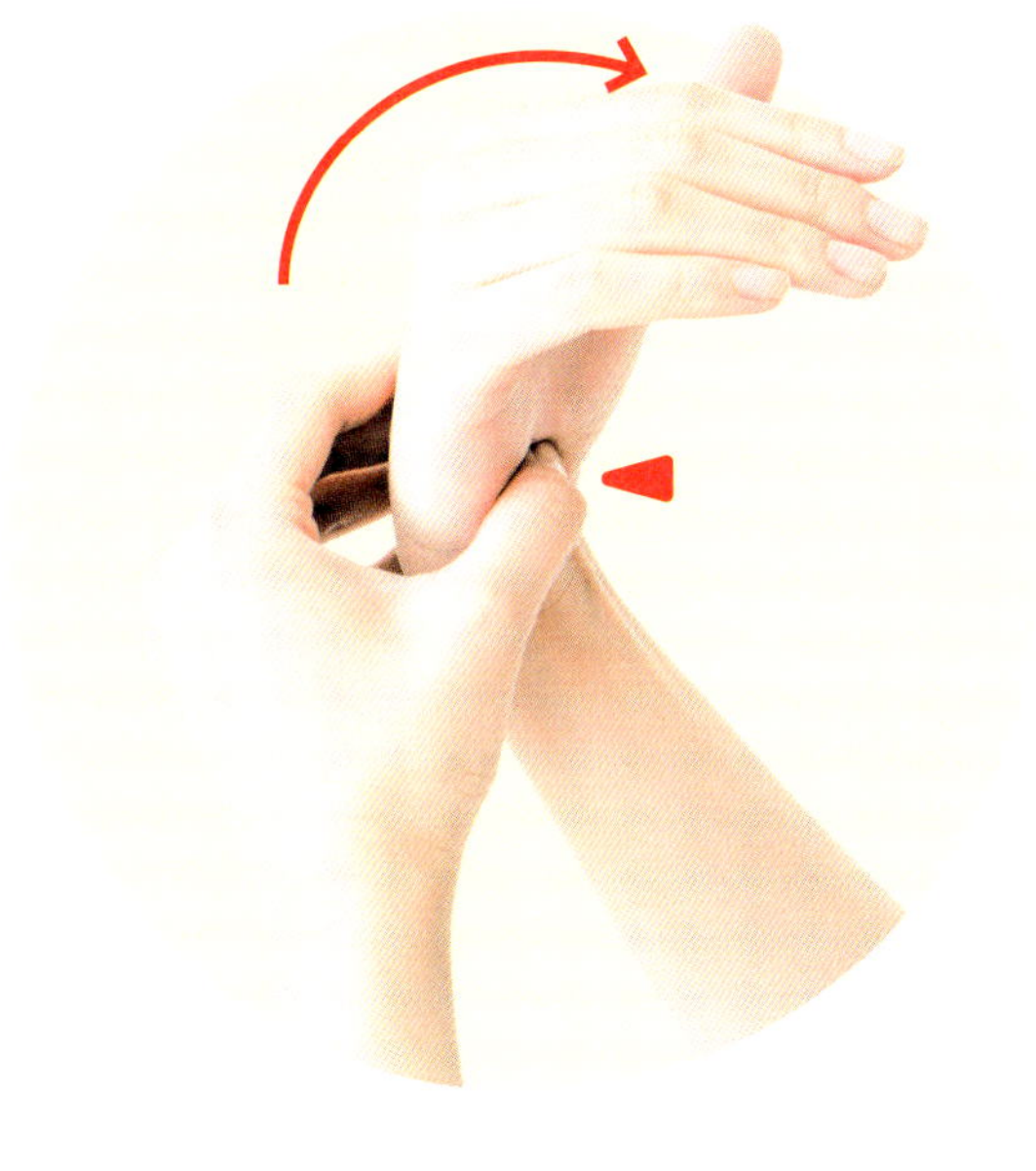

手の疾患・
症状別の
セルフケア

上腕骨
外側上顆炎
に最善の対策

外ひじ伸ばしストレッチ

別名「テニスひじ」の疾患の痛みは、家事やパソコン作業でも発症し、治りづらい人が多数。このイタ気持ちいいセルフケアをマスターし、痛みやストレスを一掃しましょう！

1

手の甲を、イスの座面や机につける

イスの座面や机に、ひじを伸ばした状態で両手の甲全体をぺたっとつける。

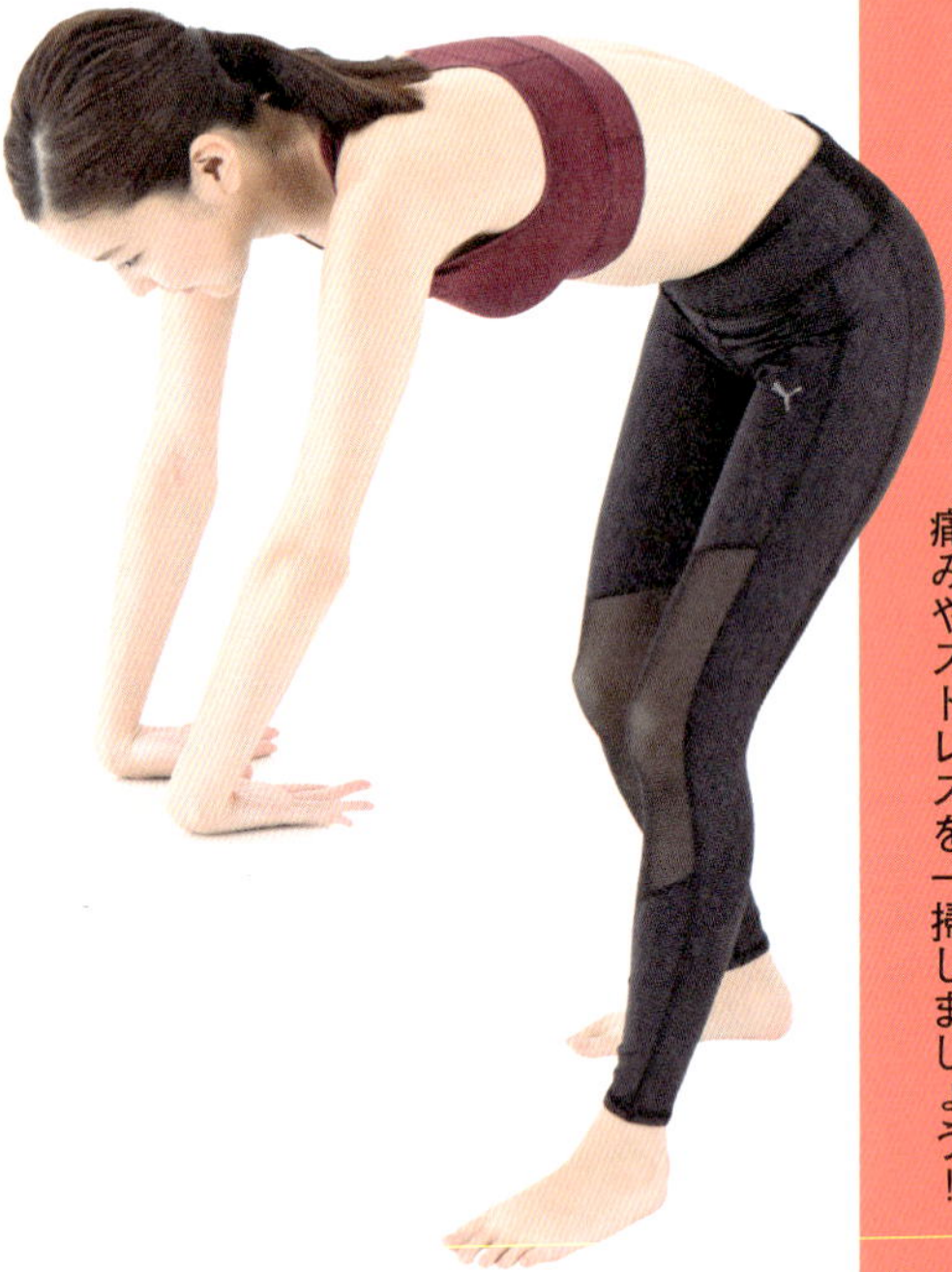

2

ひじの前面に見える範囲を伸ばす

1の体勢のまま、体を後方へ少し動かして、ひじの前面に見える範囲（手のひらを上にしたとき、ひじの外側にあたる範囲）がジワーッと引き伸ばされた状態を30秒〜1分間キープ。回数の目安は特になく、1日に何回行ってもOK。痛み・しびれを感じるたびに行っても可。「この範囲が硬いな」と感じるときは、イタ気持ちいいくらいまで行うと効果的。

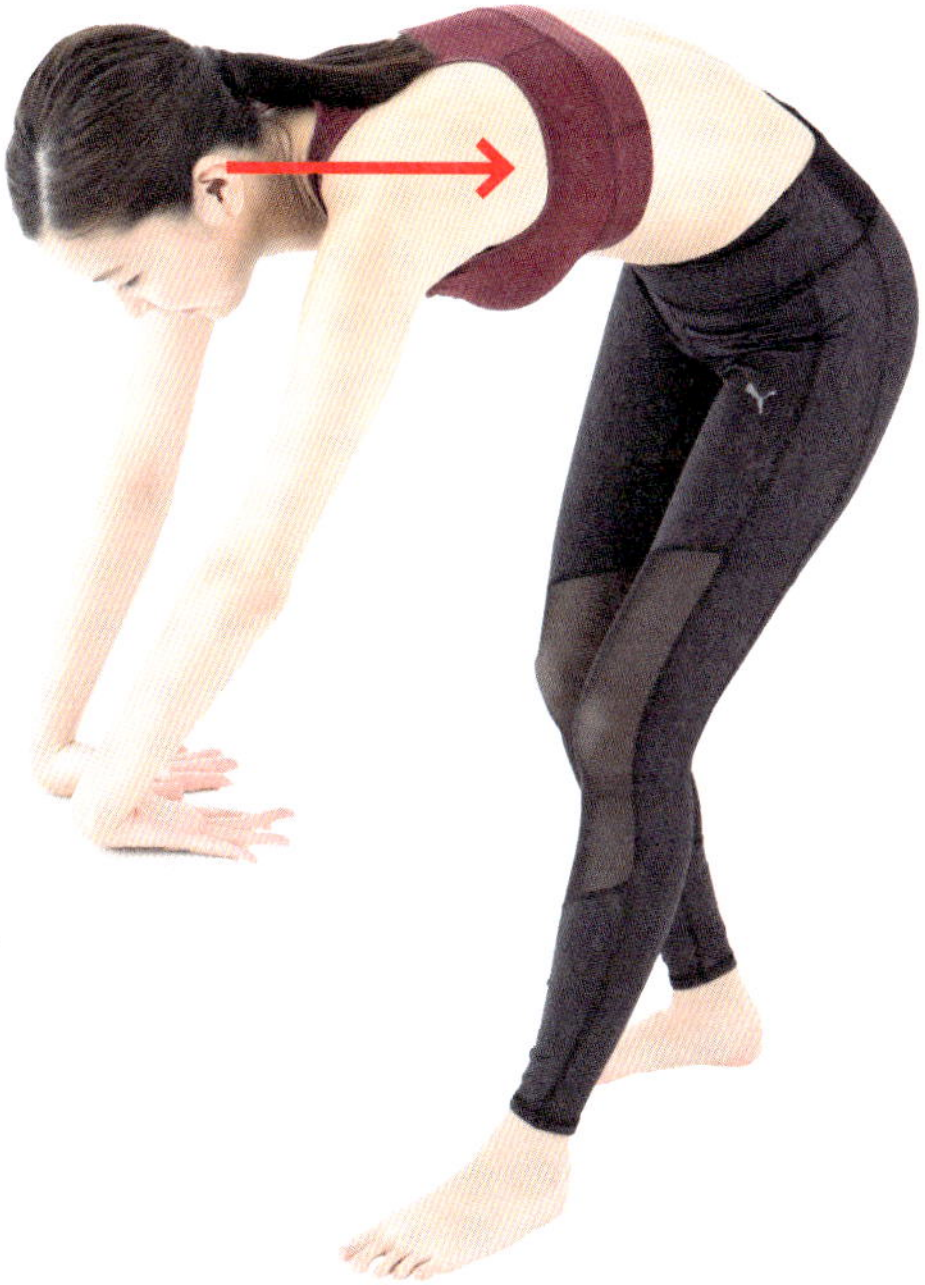

手の疾患・
症状別の
セルフケア

上腕骨
内側上顆炎
に最善の対策

内ひじ伸ばしストレッチ

「野球ひじ」とも呼ばれる疾患の痛みは、ひじの内側で緊張・収縮しているところを効率的にリラックスさせてトラブル解消！ つらくなったら、家でも外出先でも実践を！

1

手のひらを、イスの座面や机につける

イスの座面や机に、ひじを伸ばした状態で指先が自分の体に向くように両手のひら全体をぺたっとつける。

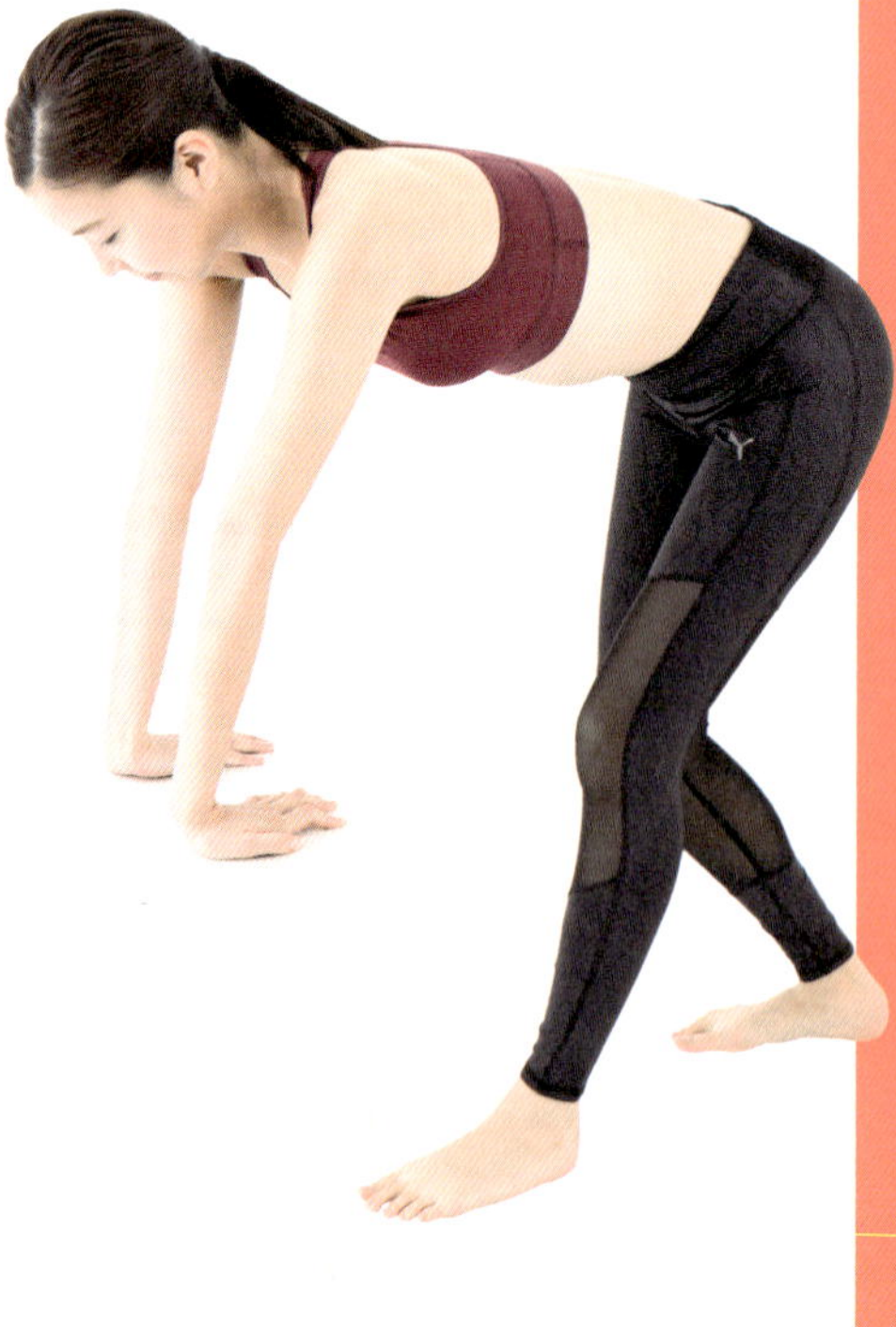

2

ひじの前面に見える範囲を伸ばす

1の体勢のまま、体を後方へ少し動かして、ひじの前面に見える範囲（手のひらを上にしたとき、ひじの内側にあたる範囲）がジワーッと引き伸ばされた状態を30秒〜1分間キープ。回数の目安は特になく、1日に何回行ってもOK。痛み・しびれを感じるたびに行っても可。「この範囲が硬いな」と感じるときは、イタ気持ちいいくらいまでで行うと効果的。

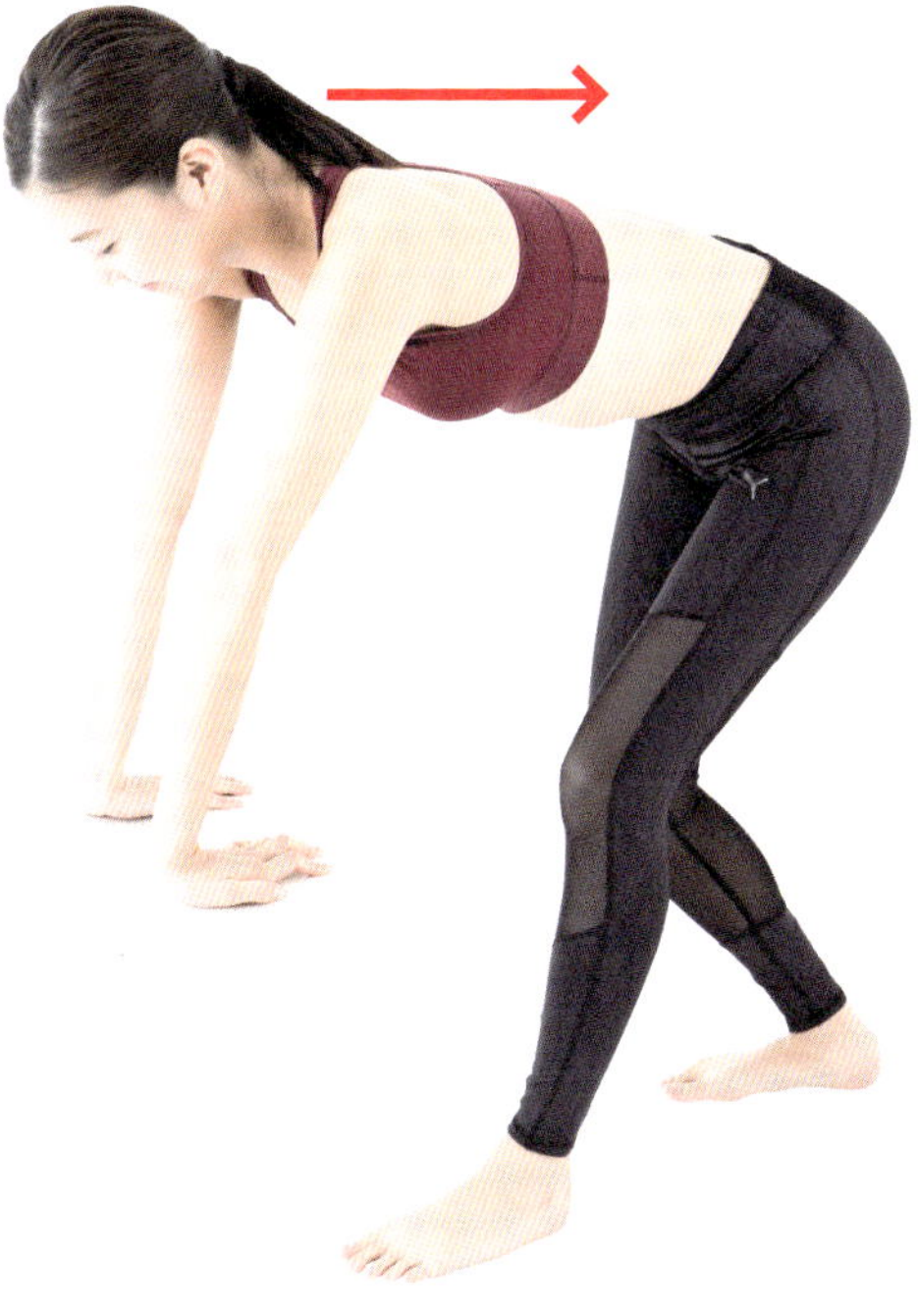

手の疾患・
症状別の
セルフケア

**肘部管
症候群**
に最善の対策

尺骨つかみ体操

スマホや携帯電話の長時間使用の影響で近年増加中の痛み・しびれの解消に最適！
低下していた握力や、手先の器用さを取り戻せる可能性も大！

1

ひじを軽く曲げて、尺骨をつかむ

手のひらを上に向けながら、ひじを軽く曲げ、ひじの内側（小指側）にある尺骨という骨の端をつかむ。

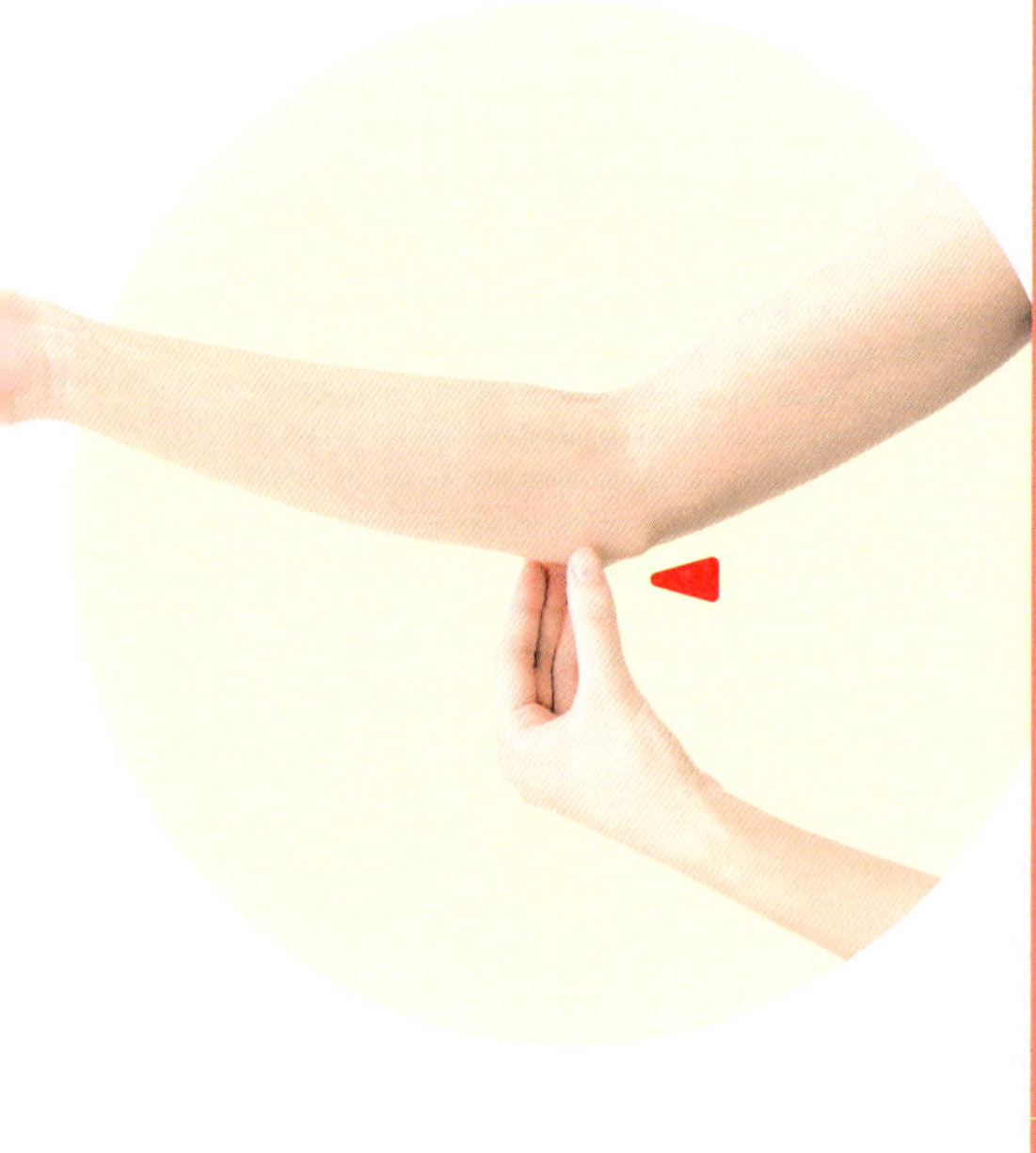

ポイント

尺骨という骨の端は、ひじ関節内側の“骨の出っ張り”から、手のひら側に向かってすぐの位置ある。尺骨の骨の端は筋肉の下にあるため、ここをしっかり強くつかんで行うことが、体操の効果をアップさせるコツ。

2

尺骨を小刻みに揺らす

1の体勢のまま、前後に30秒〜1分間、小刻みに動かす。回数の目安は特になく、痛み・しびれを感じるたびに行ってOK。

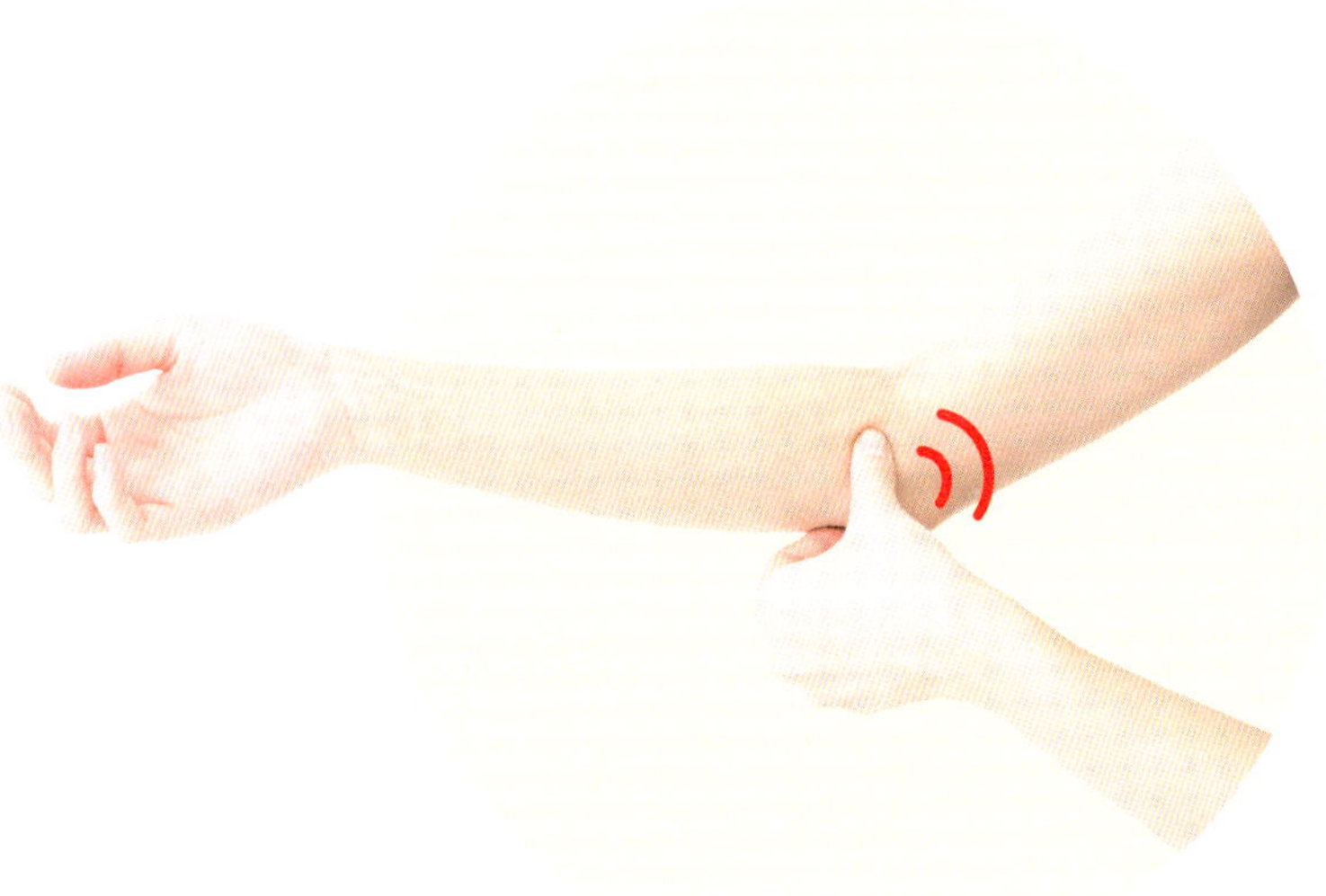

足の痛みの
「隠れた原因」を
解決する

腰のトラブル
撃退著効術
1

仙腸関節ストレッチ

全身の関節の要であり、足の痛みやしびれとも密接に関係する、腰の「仙腸関節」をケア。腰から足にかけての構造上のバランスを整え、血液・神経の流れもアップさせて痛み撃退！

✓準備

テニスボール2個を固定する

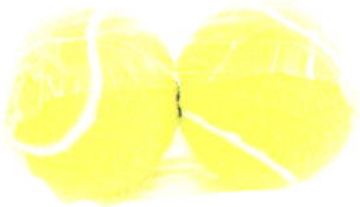

ガムテープやキネシオテープで2個のテニスボールをぴったりつける。

1

まずは“目印”の尾骨を確認

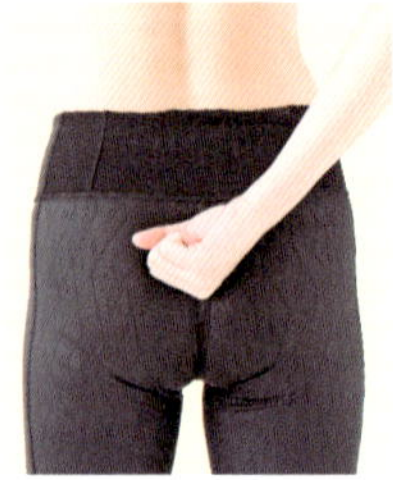

仙腸関節を探す“目印”＝お尻の割れ目の上の出っ張った部分（尾骨）に、握りこぶしを当てる。

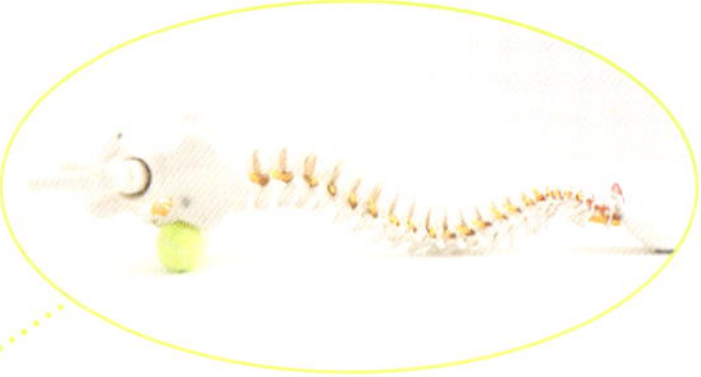

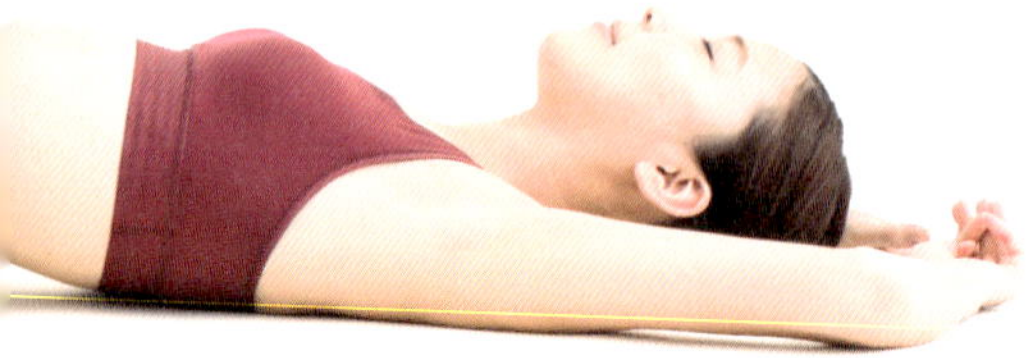

2

握りこぶしの上にテニスボールを乗せる

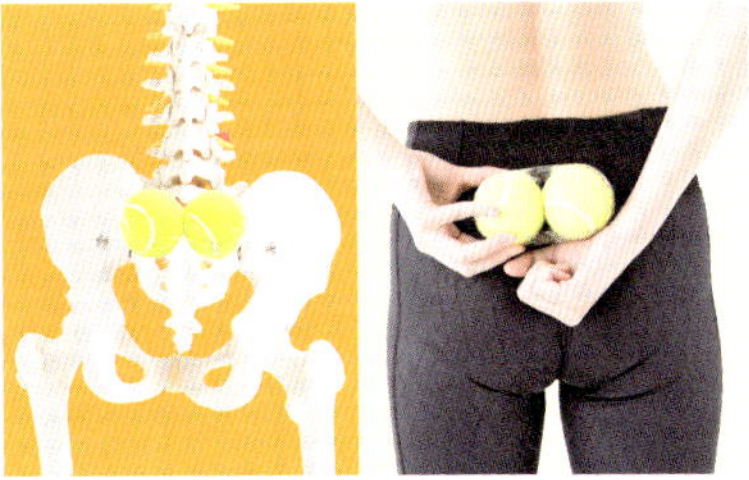

握りこぶしの上の位置＝腰の仙腸関節に、粘着テープでぴったりつけた状態で固定した２個のテニスボールを左右中央にくるように乗せる。

3

仙腸関節へのボールのセット完了

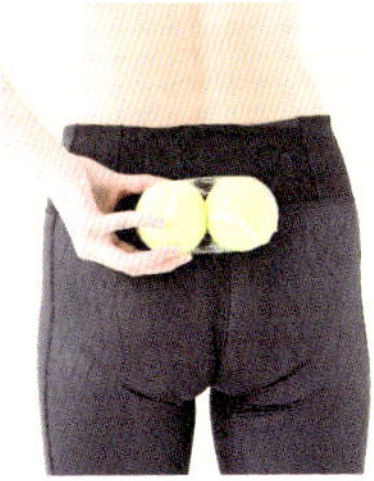

テニスボールの位置はそのままで、握りこぶしを外す。これで、仙腸関節へのボールのセット完了。

4

1～3分間、仰向けに寝る

テニスボールの位置がズレないように注意しながら、たたみやフローリングなどの硬めの床に仰向けに寝て、その体勢を１～３分間キープ。回数の目安は、１日１～３回。

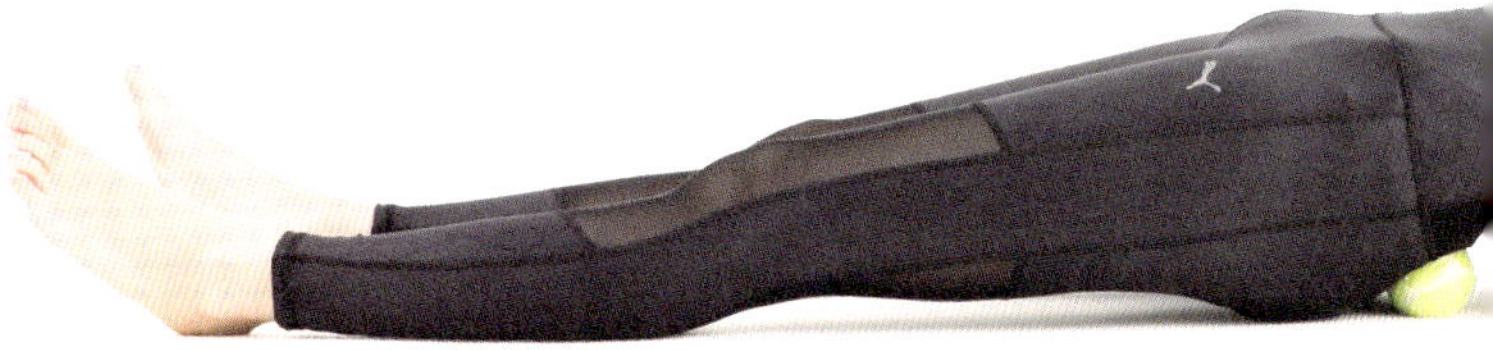

足の痛みの
「隠れた原因」を
解決する

腰のトラブル
撃退著効術
2

お尻ストレッチ

硬くなりがちなお尻の筋肉や靭帯を適切なポイントで刺激し、柔軟にすることで、神経や血管にかかっていた圧迫を解放。下半身全体の痛み・しびれ解消効果は抜群！

準備

テニスボール3個を固定する

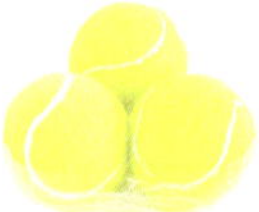

ガムテープやキネシオテープで3個のテニスボールを三角形の状態で巻いて固定する。

1

まずは“目印”の尾骨を確認

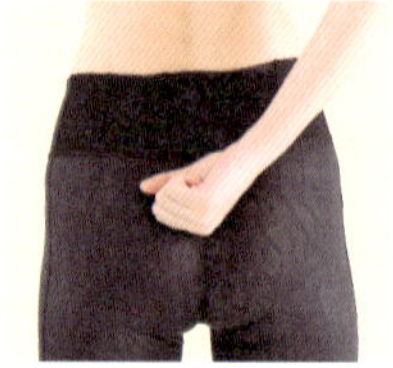

テニスボールを当てる位置の“目印”＝お尻の割れ目の上の出っ張った部分（尾骨）に、握りこぶしを当てる。

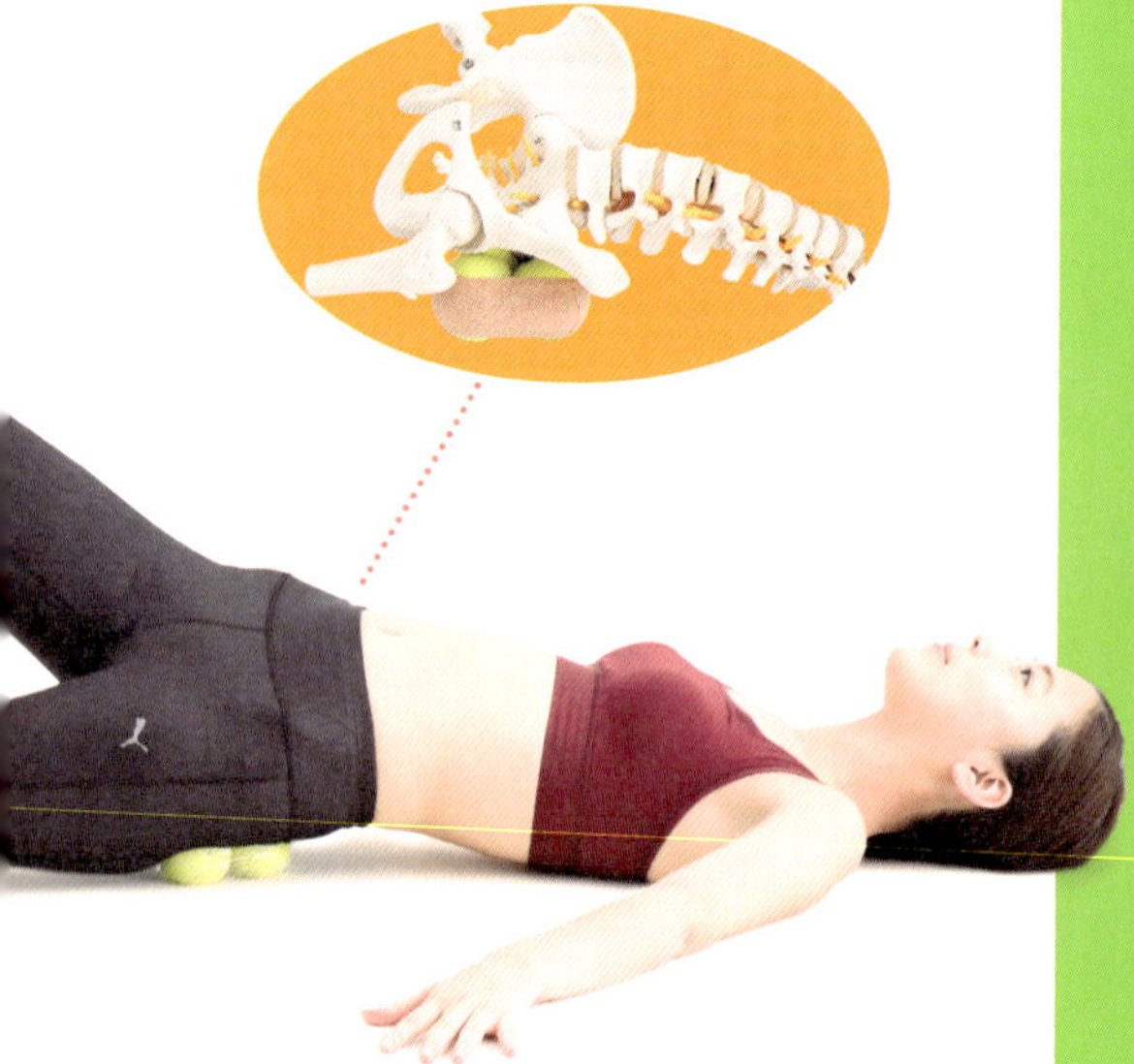

2

握りこぶしの横にテニスボールを当てる

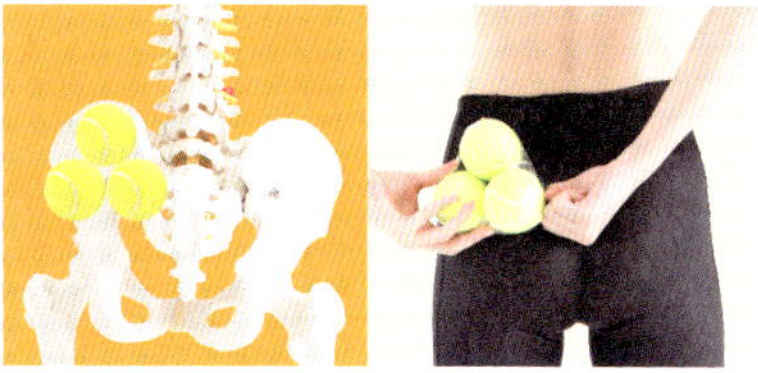

握りこぶしの横に、粘着テープで三角形にぴったりつけた状態で固定した3個のテニスボールを当てる(写真は左足に痛み・しびれがある場合)。

3

お尻へのボールのセット完了

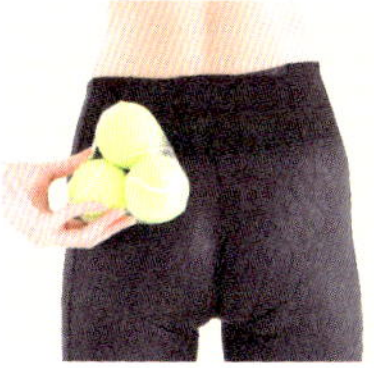

テニスボールの位置はそのままで、握りこぶしだけを外す。これで、ケアすべきお尻のポイントへのボールのセット完了。

4

1〜3分間、仰向けに寝ながら片脚を上げて内側に傾ける

テニスボールの位置がズレないように注意しながら仰向けに寝て、反対側の脚を軽く上げつつ内側に傾けた体勢を、1〜3分間キープ。回数の目安は、1日1〜3回。足の痛みやしびれ、お尻のだるさや坐骨神経痛がひどいときは、その都度行ってもOK。お尻のコリをジワーッとほぐすイメージで行うと効果的。

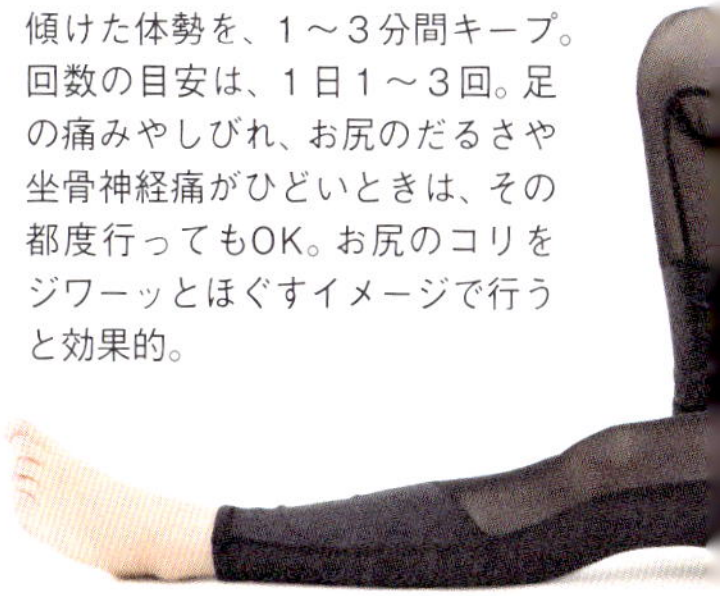

ポイント

上げた脚は内側に45度傾ける！

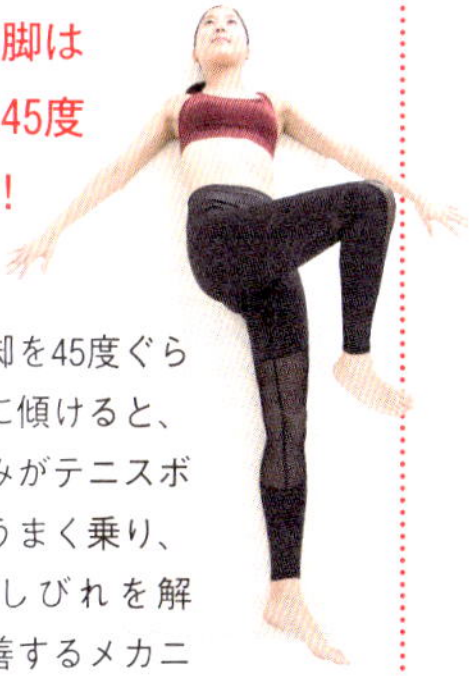

上げた脚を45度ぐらい内側に傾けると、体の重みがテニスボールにうまく乗り、痛みやしびれを解消・改善するメカニズムが働きやすくなります。

足底腱膜炎に最善の対策

足裏下部でテニスボールつぶし

いくつもの筋肉・腱が集まっていてとりわけ硬くなりやすい要所を集中ケア。痛みの根本原因を解消するうえ、実践中はとっても気持ちいい！

1

足裏の下部にテニスボールを当てる

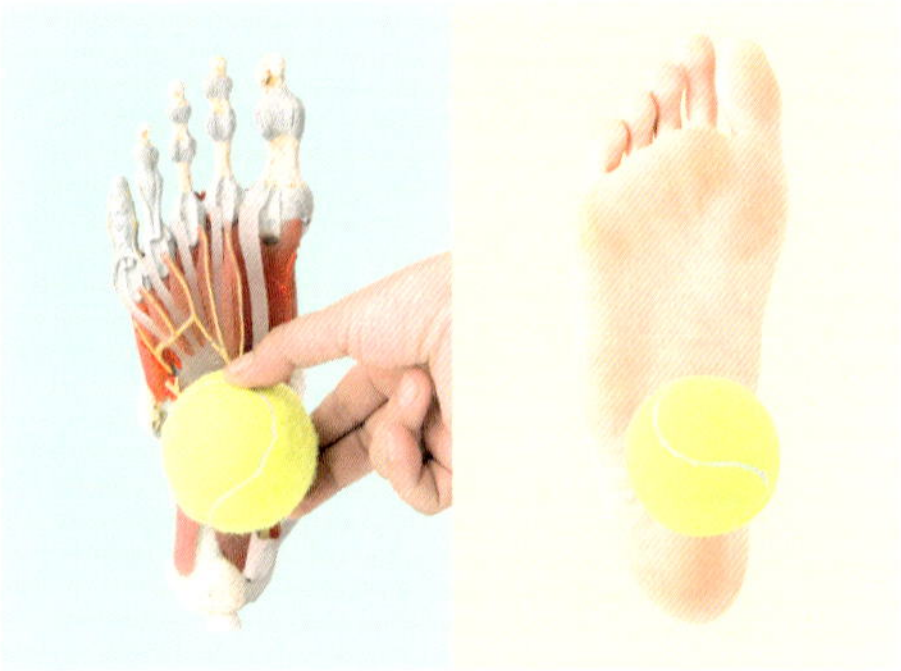

裸足になって立ち、痛みがあるほうの足元の床にテニスボール１個を置く。次に、足裏の下部＝かかとの骨の硬いところのすぐ上（指側）の位置に、テニスボールを当てる。

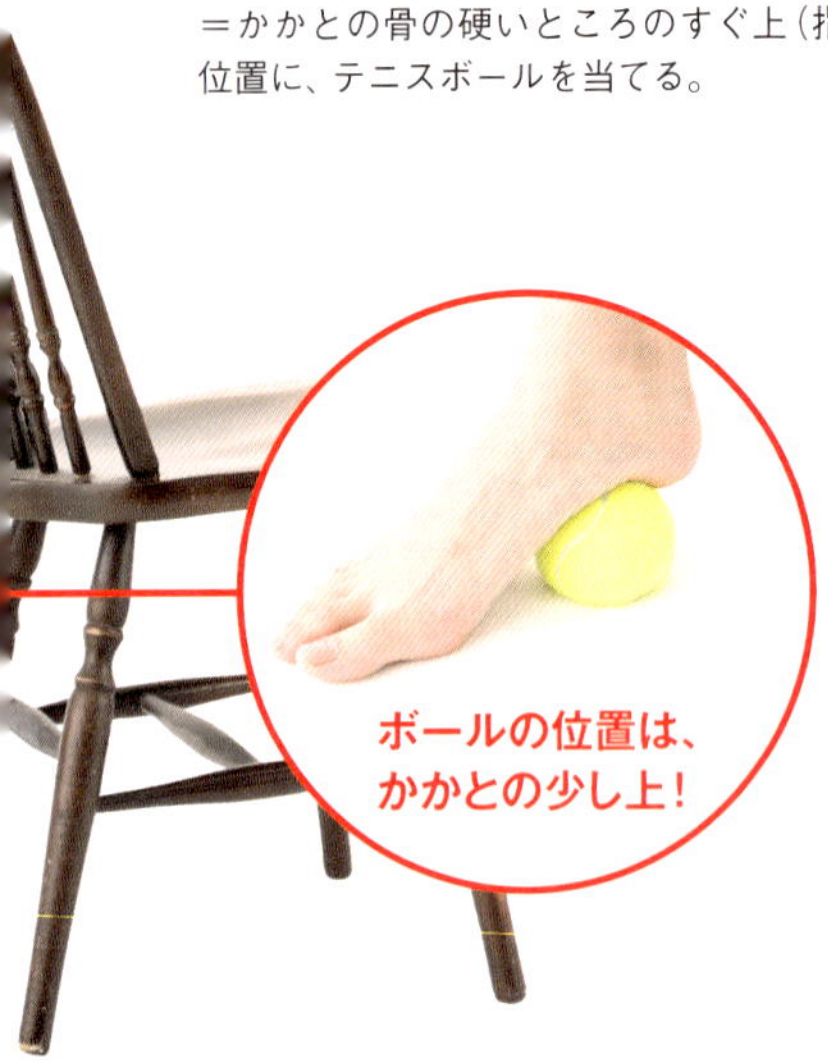

2

ボールをつぶしたり転がしたりする

テニスボールに徐々に体重をかけてボールを押しつぶし、つぶしきったと感じたら元に戻す。また、足裏の中心部からかかとにかけての範囲で、ボールをゴロゴロと転がしてもOK。これの繰り返しを、約1分行う。回数の目安は特になく、1日に何回行っても可。痛み・しびれを感じるたびに行ってもよい。

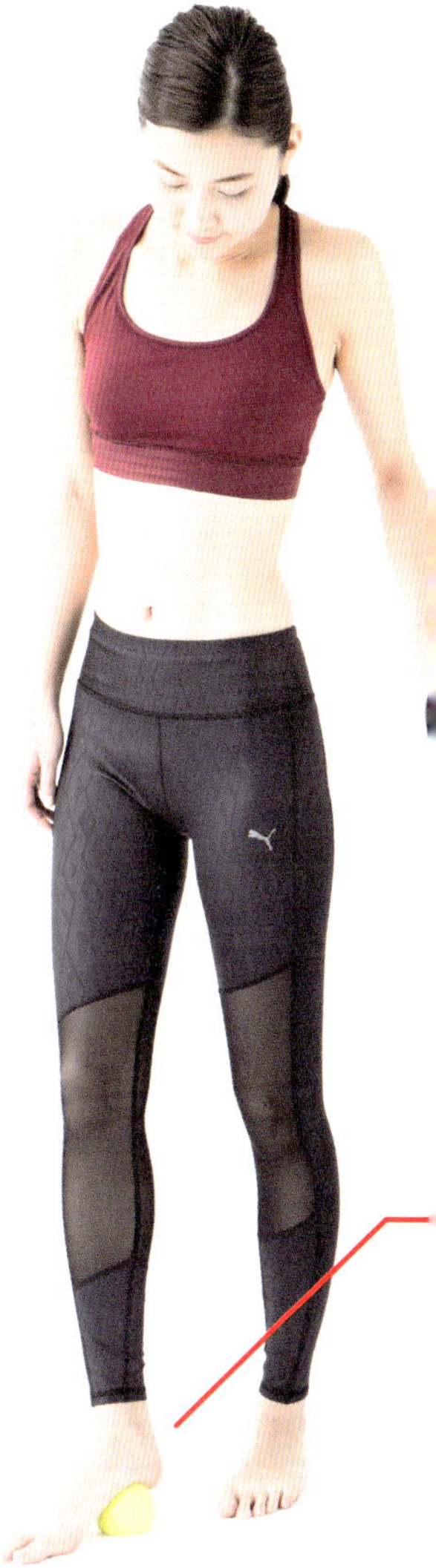

こんな方法も!

かかとに痛みがあるほうの足に、足裏の「縦のアーチ」（133ページ参照）を作るイメージでマッサージをするのもおすすめ。痛みがあるほうのかかとの骨の少し上を、親指で1～3分間押すだけ。

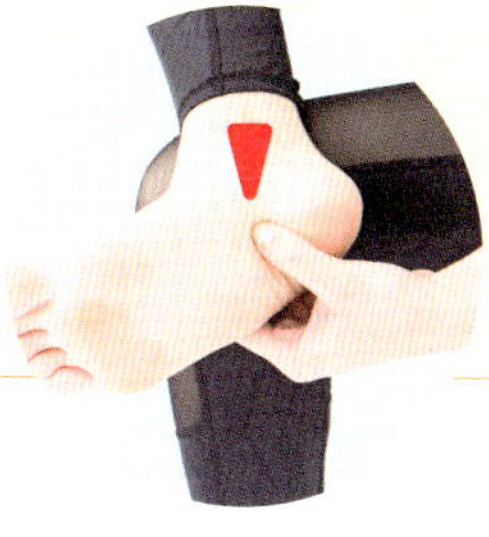

足の疾患・
症状別の
セルフケア

アキレス腱炎
に最善の対策

ひざ押しストレッチ

ふくらはぎにある筋肉の両端にあり、ダメージを受けている腱をしっかりケア。実は、ひざ痛を改善・解消する効果や姿勢を矯正する効果も兼備したストレッチ！

1

痛いほうの足のひざを、上から押す

まず、片脚を大きく開きながらイスなどの上にかかとをのせ、ひざをまっすぐ伸ばす。次に、同じ側の手のひらをひざの上にのせ、床に対して垂直の角度で腕をグーッと押し込む。その体勢を30秒間キープ。回数の目安は、１日２～３回。ひざの裏～アキレス腱までがジワーッと伸びるようなイメージで行うと効果的。

ポイント

特に意識するのは2カ所！

このストレッチの効果を最大限に得たいなら、実践中に意識するポイントは「ひざ裏」と「アキレス腱」の２カ所を特に伸ばすようにすること。ひざをとにかくまっすぐにし、足首を90度の状態で行うと、２カ所を同時にうまくストレッチできます。

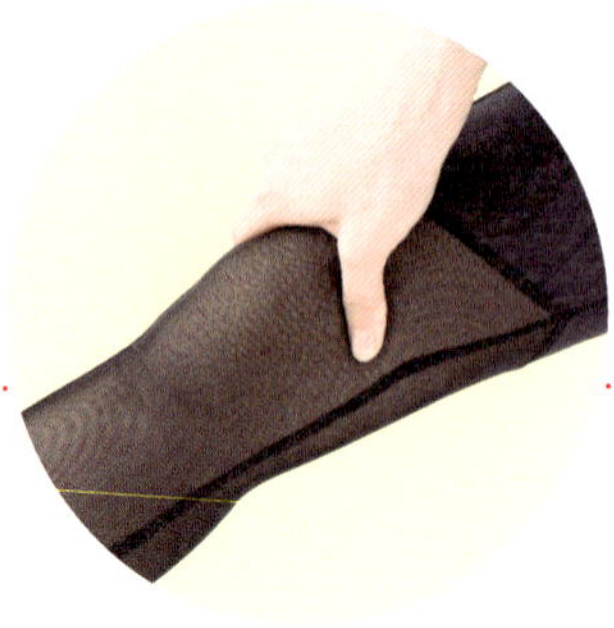

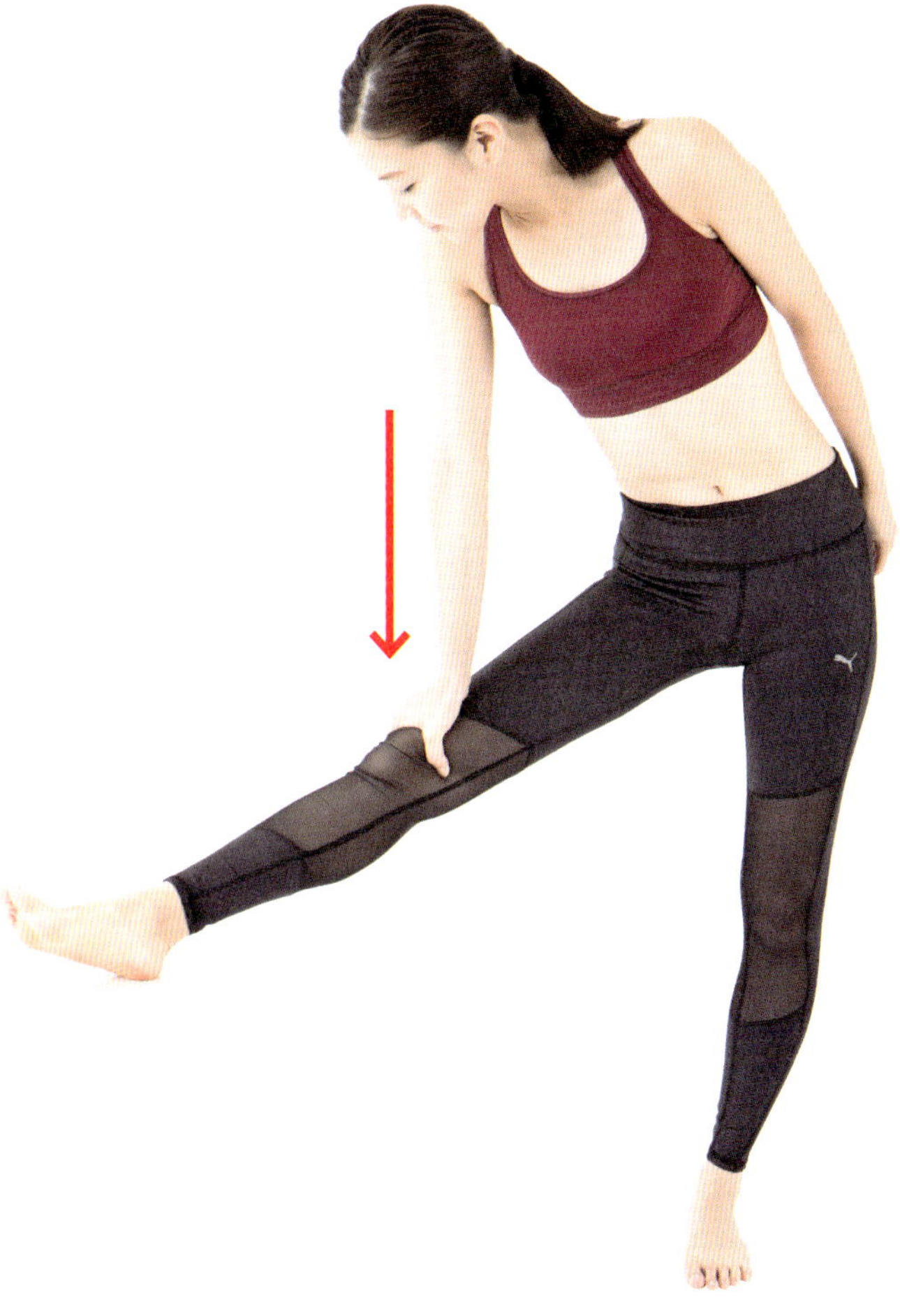

足の疾患・
症状別の
セルフケア

外反母趾
に最善の対策

足裏上部でテニスボールつぶし

本来あるべき足裏の「横のアーチ」の
復活を促進する、特効ストレッチ。
地面からの衝撃を
緩和できるようになり、
足へのダメージが軽減されます！

1

足裏の上部にテニスボールを当てる

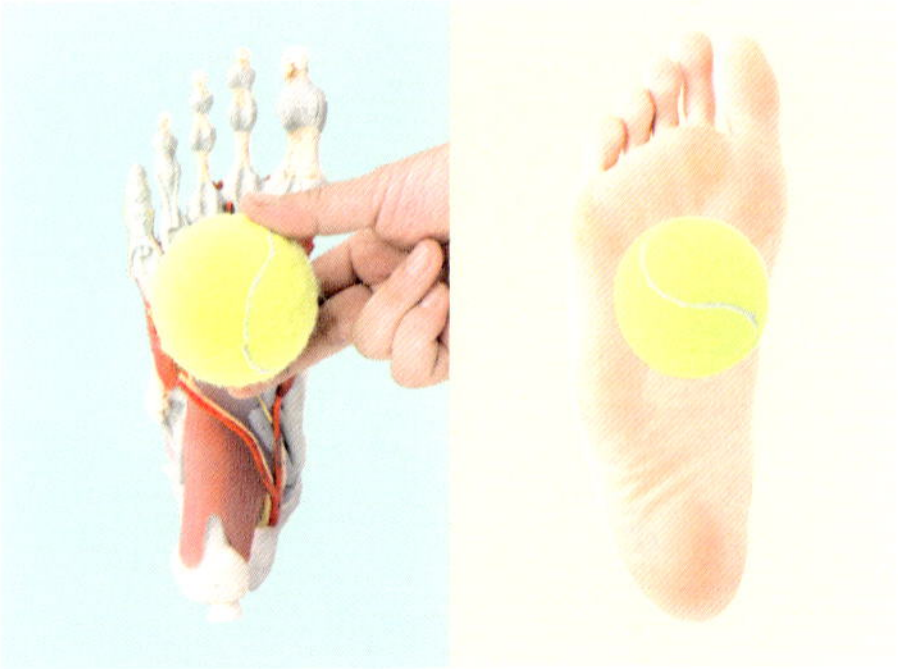

裸足になって立ち、外反母趾があるほうの足元の床にテニスボール１個を置く。次に、足裏の上部＝足指の付け根のすぐ下の位置に、テニスボールを当てる。

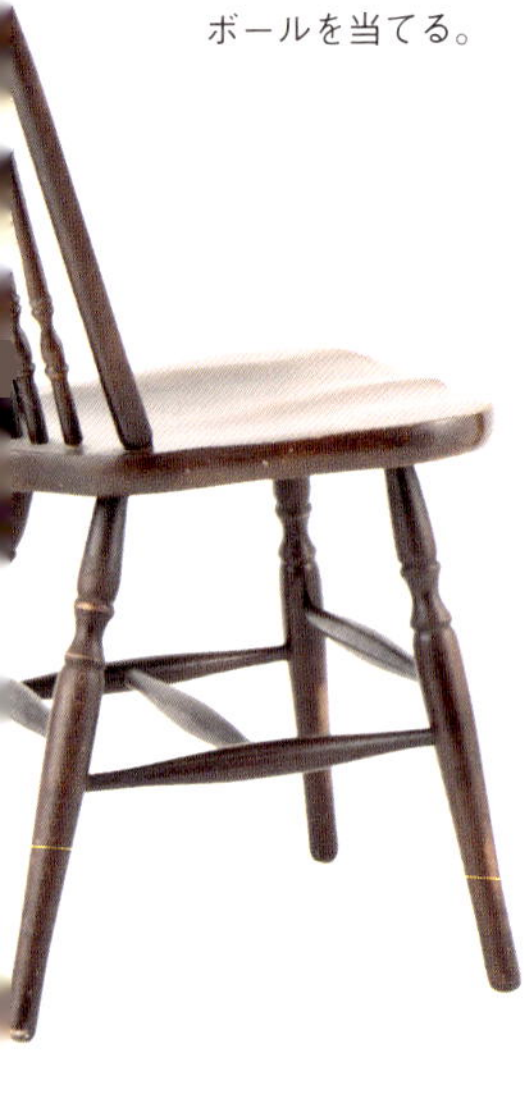

2

テニスボールを押しつぶす

テニスボールに徐々に体重をかけてボールを押しつぶし、つぶしきったと感じたら元に戻す。この繰り返しを、約１分行う。回数の目安は特になく、１日に何回行っても可。ボールをつぶすときは、足指に少し力を入れながら、“テニスボールを握りつぶす”ようなイメージで行うと効果的。体がふらつくときは、イスの背もたれや壁に手をついて行う。

こんな方法も！

外反母趾があるほうの足に、足裏の「横のアーチ」を作りながらマッサージするのもおすすめ。やり方は簡単で、外反母趾があるほうの足を、片手で足の甲側から包み込み、反対の手の指で足裏の上部〜中心にかけての範囲を１〜３分間押すだけ。

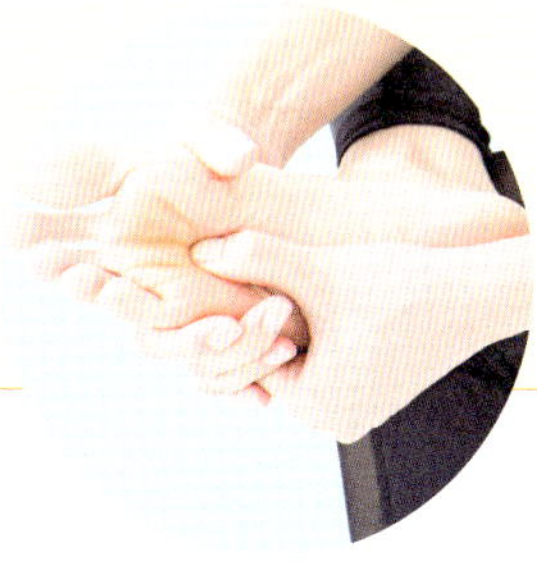

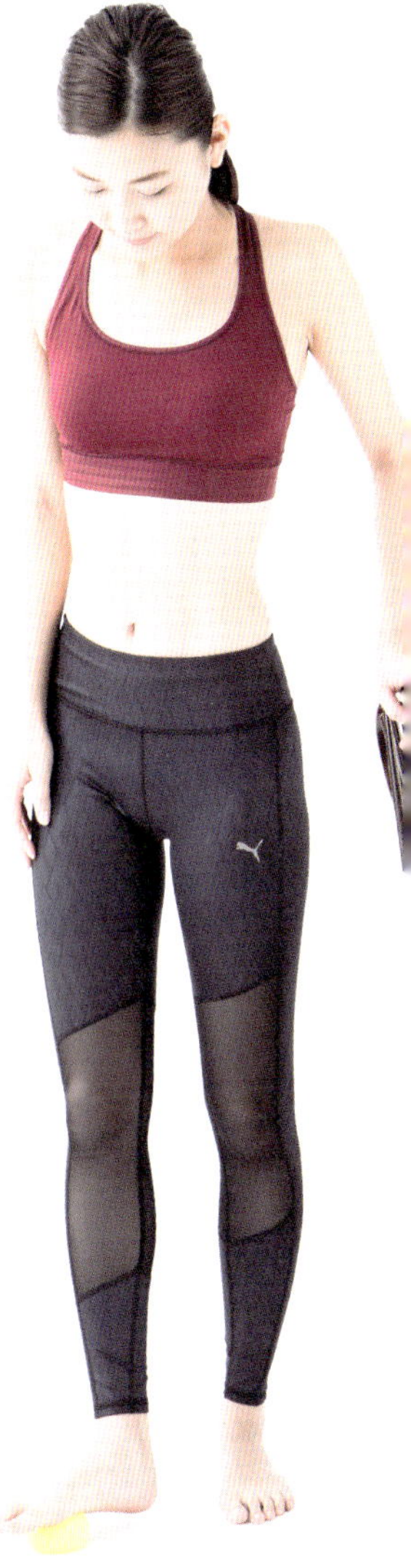

足の疾患・
症状別の
セルフケア

浮き指
に最善の対策

タオルたぐり寄せ

浮き指自体に痛み・しびれはともなわないものの、放置していれば、さまざまな疾患を誘発。ぜひ早めに、足裏全体の機能を取り戻し、バランスも復活させましょう！

1

足元のタオルに指をかける

裸足になって座り、足元にフェイスタオルを広げて置き、足の指をタオルの端にかける。

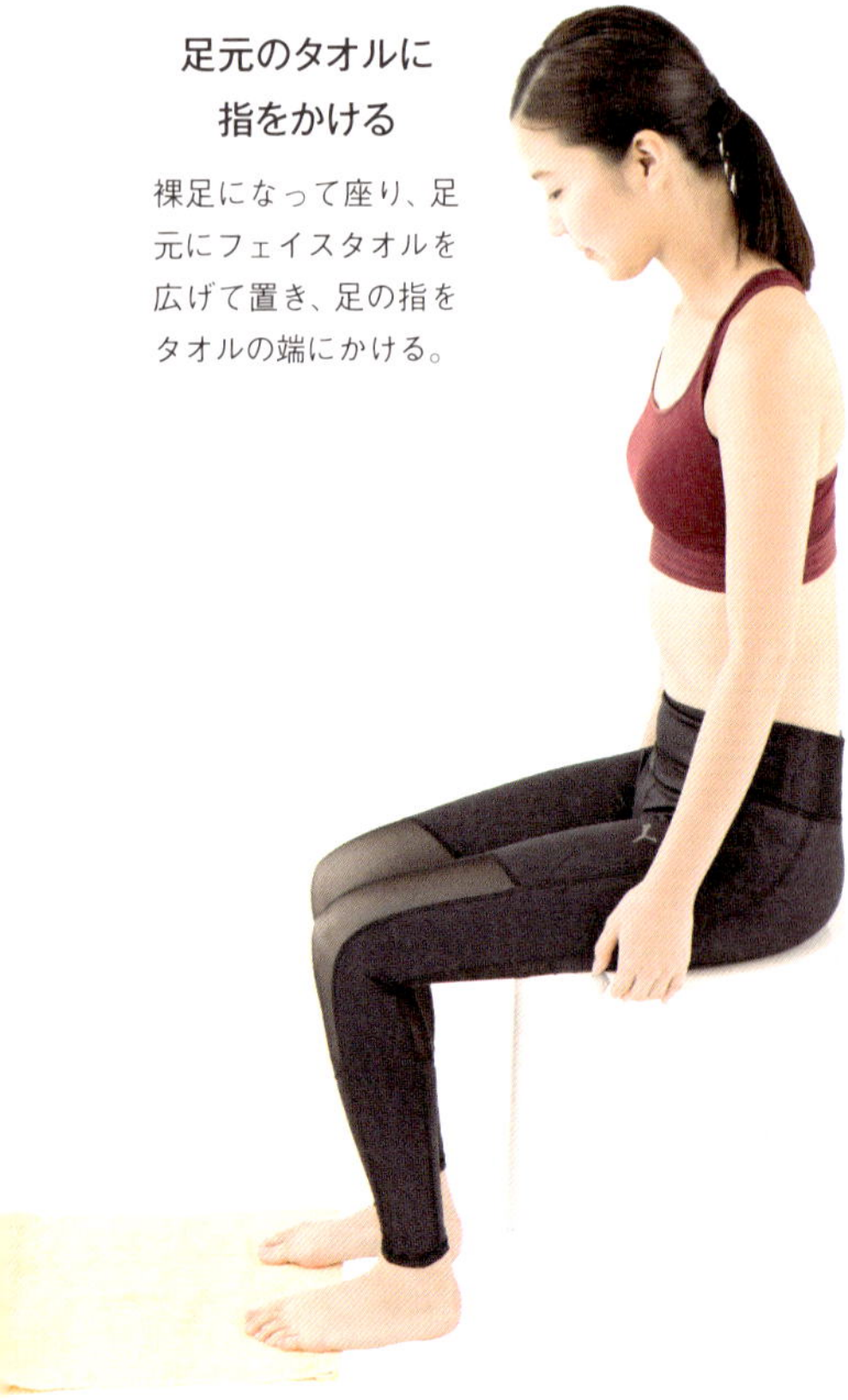

2

足指の力でタオルをたぐり寄せる

足指に力を入れて動かし、タオルを体のほうへたぐり寄せる。たぐり寄せる動きを行う時間の目安は、1～2分間。回数の目安は、1日1～2回。

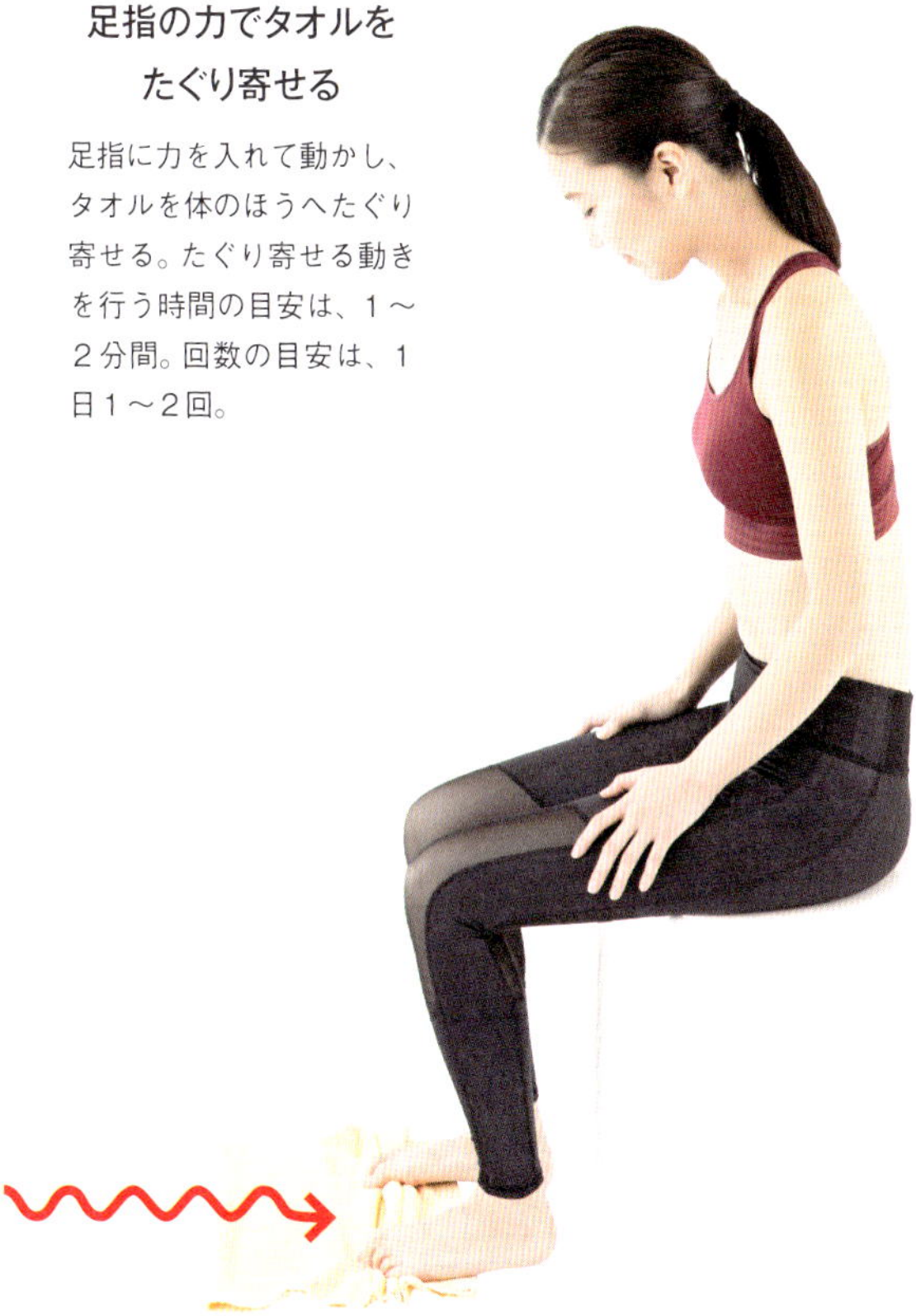

足の疾患・症状別のセルフケア

こむら返りに最善の対策

ふくらはぎストレッチ

ふくらはぎがつったときの対処法はもちろん、むこうずねがつった際にも万全の対策を準備！あの激痛がスーッと治まり、足にたまったストレスをリセット！

ふくらはぎがつって痛い場合

痛いほうの足を前方に伸ばし、その足のつま先全体に手をかけて体の方向へ引っ張り、ふくらはぎやアキレス腱を伸ばす。こむら返りが治まるまで、このストレッチを行う。

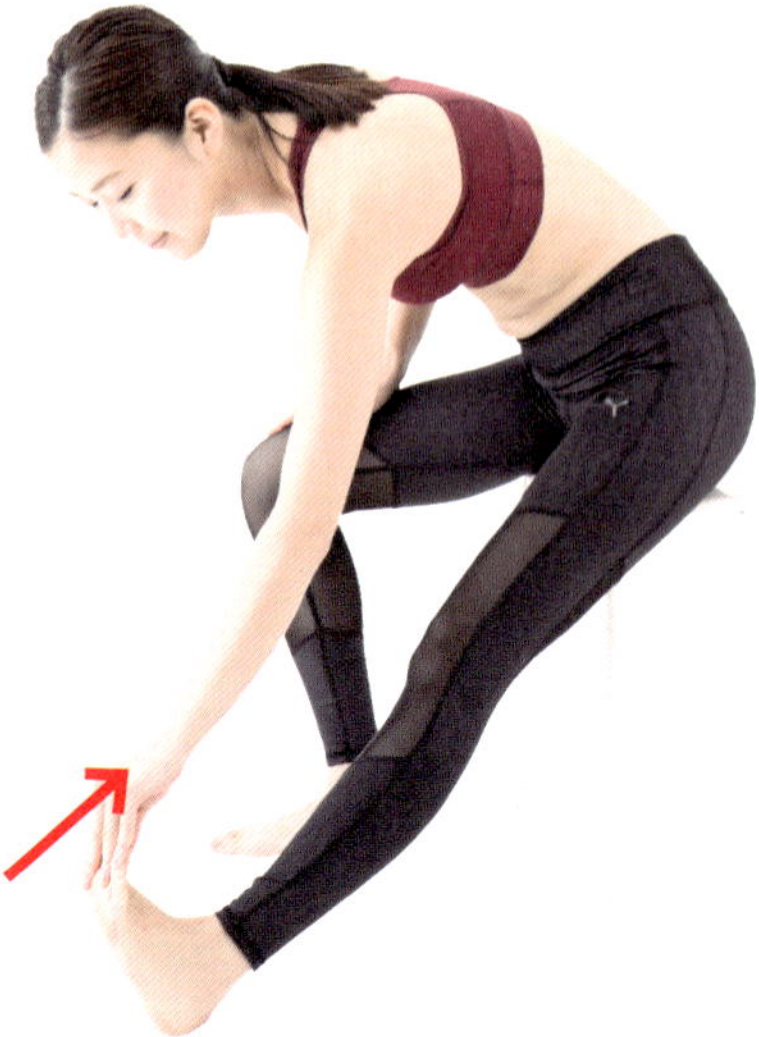

こんな方法も!

「体が硬い」「腰痛持ち」などの理由で、つま先まで手が届かない場合は、タオルをつま先にかけて引っ張るようにする。

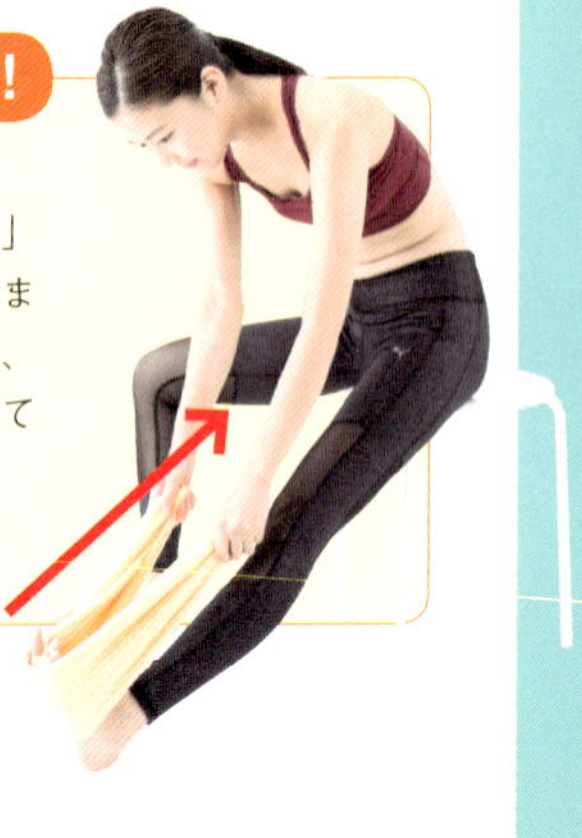

むこうずねがつって痛い場合

●立った状態でのストレッチ

痛いほうの足のひざを曲げ、足の甲に手をかけて体のほうへ引っ張り、むこうずねを伸ばす。万一の転倒防止のため、反対の手でイスの背もたれなどにつかまっておこなうと万全。

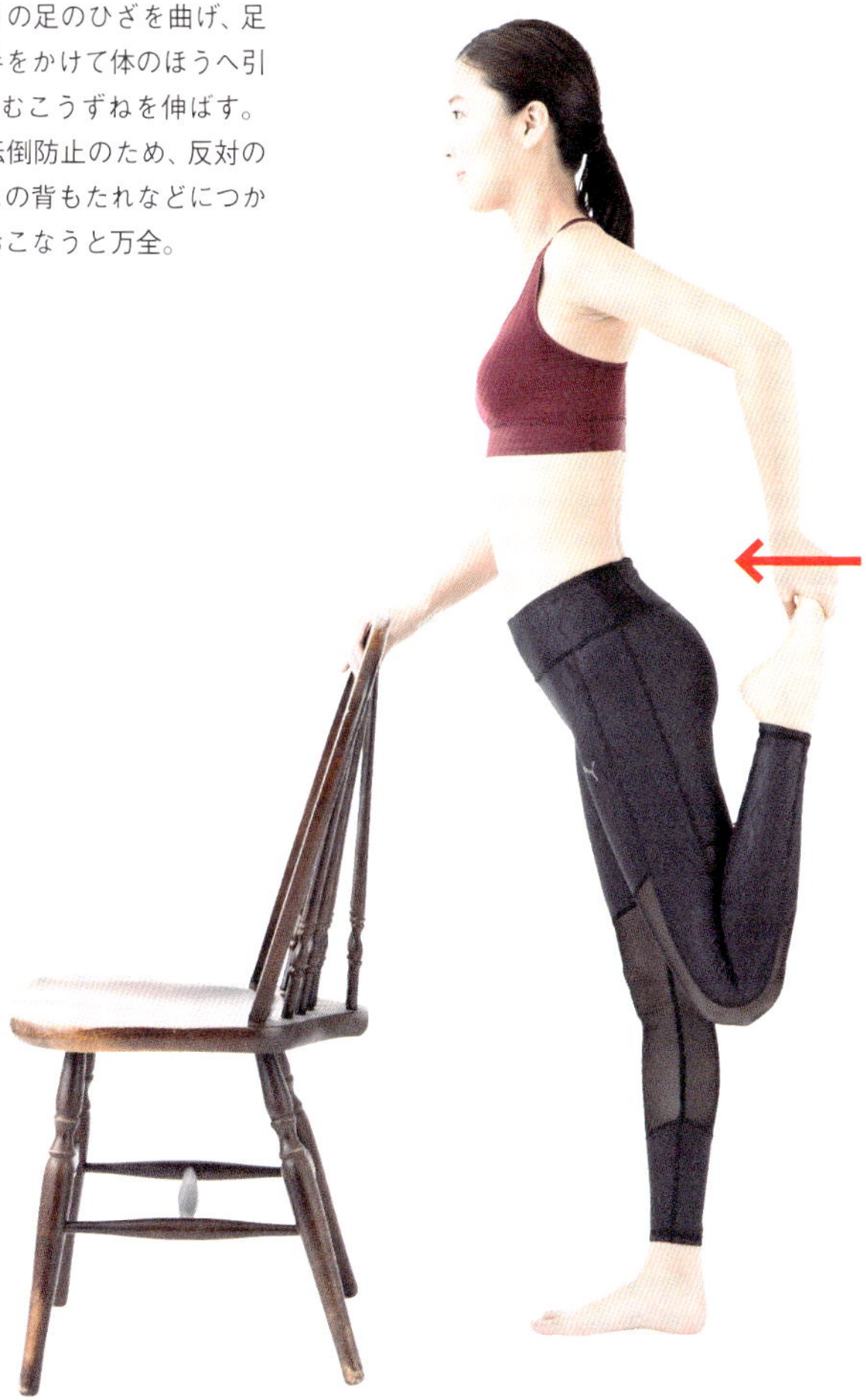

第2章

手足の痛み・しびれを自分で治すカギは「首」と「腰」だった！

痛みやしびれをやっかいにしている〝落とし穴〟

私は第1章で、次のような内容をお伝えしました。

①手足の痛み・しびれが「なかなか治らない」「治っても再発することを繰り返している」という場合、血液や神経の流れの良し悪しが影響している可能性がある

②手の痛み・しびれに悪影響を与える「隠れた原因」は、「頸椎《けいつい》・首の関節」のトラブルである

③足の痛み・しびれに悪影響を与える「隠れた原因」は、「仙腸関節・腰の関節」のトラブルである

これら3つの内容は、きわめて重要なことなので、この章で詳しくお話ししていきたいと思います。

まずは①について、順を追って説明していきましょう。

痛みやしびれがいつまでも治まらず、一度治まってても再発してしまう――。

私のクリニックの患者さんでは、初診の問診時に手足のトラブルについて話を聞くと、このようなことを口にするかたが多数いらっしゃいます。

また、手や足の1カ所だけが痛かったはずなのに、あちこちに痛みを感じ始めているという例も、枚挙にいとまがないほどです。

こうした現実は、実際に痛みやしびれに悩むかたがたにとって、非常につらくてやっかいであると同時に、不思議なことでもあります。

例えば、手の痛みやしびれを抱えている人からは、「私は手を酷使する力仕事をしているわけでもないのに……」という声がよく聞かれます。

同様に、足の痛み・しびれがある人も、「長距離を走ったわけでもないのに」と、首をかしげているのです。

では、そうした痛みやしびれに対して、これまでどのような対処をしてきたのでしょうか。そう問うと、ほぼすべてのかたが、次のような答えを返してきます。

「痛みやしびれがあるときは、完全に症状がなくなるまでの間、指やひじ周りなどの患部をなるべく使わないようにしてきました」「病院や整形外科で、痛いところの関節や骨をピンポイントでしっかり診てもらいました」と。

しかし実は、ここに大きな〝落とし穴〟があるのです。

血液・神経の流れをよくすることが不可欠！

安静にしているだけでは、不快な症状は消えてくれません。これは、私が長年をかけて多数の患者さんを診てきた結果として断言できることですが、**ピーク時の痛みやしびれを100としたら、その症状が20〜30になったところで適切に患部を動かしたほうが、不調はスーッと治っていきます。**

さらに注意が必要なのは、前項の最後に触れたように、痛むところだけに目を向けている場合です。

そうしたピンポイントのケアや治療で、痛みやしびれがきちんと解消し、再発しなければ問題はありません。

しかし実情は、すでにお話ししたように「治りづらい」「繰り返している」「併発している」という声があふれています。

その理由こそが、血液・神経の流れとの関係を見落としているからなのです。意外に思われるかもしれませんが、これも私がこれまでに積み上げてきた経験から、やっと見つけ出したことです。

手足の痛み・しびれが、「治りづらい」「繰り返している」「併発している」というケースでは、関節や骨、その周囲にある筋肉・腱・靭帯だけでなく、血液や神経の流れの状態も悪くなっている可能性が非常に高いと言えます。

事実、手足のトラブルに悩み続けてきたかたの手や足は、血流が滞っているために冷えていることがほとんどです。今、このページを読んでいるあなたにも、おそらく当てはまっているでしょう。

もしそうなら、つらくやっかいな問題を解決する方法が自然と見えてきます。

つまり、**従来どおりの関節・骨・筋肉・腱・靭帯などのケアとともに、血流や神経の流れをよくするためのセルフケアを行えばいい**わけです。

血流がよくなれば、**痛みやしびれのある患部周辺の筋肉・腱などが、過度の緊**

張・疲労状態から解放されます。すると、筋肉が血管壁を通じて血液を先へ送る「筋肉のポンプ作用」が高まり、よりいっそうの血流アップによって体温も上昇しますから、**張り・こりなどの解消に非常に有効**です。

手足の関節の狭まっていた**可動域（動く範囲）が拡大することも期待できます**。

また、緊張して硬くなっていた筋肉や腱が柔軟性を取り戻すので、これまでのように神経を圧迫したり、締め付けたりすることも減ってきます。**神経がストレスから解放されるのですから、当然ながら痛みやしびれは軽減**し、神経の流れや働きは元に戻っていきます。

加えて、しなやかに伸び縮みできるようになった筋肉や腱は、強度が増して、従来よりも損傷しづらくなります。硬いゴムを何度も伸ばすと、一定の回数でパチンと切れてしまいますが、柔らかいゴムならそんなことが起きないのといっしょです。

さらに、**痛みやしびれのもととなる発痛物質（炎症物質）がたとえ放出されたとしても、血流が改善したことでうまく回収され、不快な症状が出ないようにすることができます。**

もし、血流が悪いままなら、その発痛物質はうまく回収されず、停滞することになります。

それはつまり、痛みやしびれに敏感で、ジワジワとしつこい痛み・しびれを感じ続けてしまう状態なのですが、こうした〝危機〟に陥らずにすむわけです。

血液の循環がよくなると、白血球などの免疫細胞もきちんと循環するようになりますから、〝疾患を治す環境〟が整うことも追い風になるはずです。

手足の痛みやしびれに対し、血液や神経の流れが大いに関係していること、さらにはその流れの改善が必要であることが、ご理解いただけたと思います。

首や腰にもセルフケアを施すと手足の痛み・しびれの解消効果アップ

それでは、手足の痛み・しびれを自分で治すため、血液・神経の流れをしっかり改善させるには、具体的にどうすればいいのでしょうか。

その具体策となるセルフケアを実践する際、たいせつなカギになるのが、74ページに挙げた②と③の内容です。

念のために振り返っておくと、②の内容は、**「手の痛み・しびれに悪影響を与える『隠れた原因』は、『頸椎・首の関節』のトラブルである」**ということでした。

③の内容は、**「足の痛み・しびれに悪影響を与える『隠れた原因』は、『仙腸関**

節・腰の関節』のトラブルである」ということでしたね。

そもそも、これらの隠れた原因を見いだせたのは、クリニックの患者さんのおかげでした。

たくさんの患者さんたちを診ていると、統計データよりも重要なことに気づかされることがあります。

例えば、手足の問題では、**「手に不調がある人は首にもトラブルを抱えている傾向がある」「足に不調がある人は腰にもトラブルを抱えている傾向がある」**といったぐあいです。

その気づきを施術の中で生かすと、さらに一歩進んだ見地を得られます。

手を入念に施術しているだけの場合より、同時に首も丁寧に施術したほうが、手の痛み・しびれは早く治っていく。足の場合も、腰を同時にケアするほうが、圧倒的に効果が高い――。

実は、こうした結果を導いたメカニズムを考えたすえ、「手には首周辺から血管・神経がのびていて、足には腰周辺からのびた血管・神経が張り巡らされているからだ」とわかり、前項の**「血液・神経の流れをよくすることが不可欠！」**という結論に達したのです。

首から手先まで、腰から足先までの血管や神経を、長いホースと考えてみましょう。すると、首や腰にトラブルがある状態は、まるでホースの根元が圧迫されているようです。

これでは、ホースの先で水が勢いよく流れないように、手先や足先の血流が悪くなり、冷えを招くうえ、痛みやしびれを増幅させるのは当たり前です。

そして逆に、**ホースの根元に相当する首や腰のコンディションを整えれば、手先・足先までの全体的な血流がよくなり、痛みやしびれを軽減させるのも当然の話**なのです。

ですから、特に手足のトラブルが治りづらかったり、再発・併発していたりする場合は、血流アップのためにとにかく首・腰へのセルフケアを行ってください。第1章を参考に、**まずは数回試すだけでもけっこうです**。それだけでも、これまでとは違う感覚が得られることも少なくありません。

2〜3週間も続ければ、おそらく皆さんの予想以上の効果が現れると思います。

首や腰の関節を正すと全身の関節・筋肉の構造も整う

首の頸椎・腰の仙腸関節をケアするメリットは、ほかにもあります。

首や腰の関節構造を矯正することで、首から手先、腰から足先までの総合的なバ

ランスが整うのです。

人間の体は、全身でつながり合って動いています。関節も筋肉も、連携して動いています。

特に近いところにある関節や筋肉は、密接に連動しています。

例えば、上半身の首・肩・ひじ・手首・指の関節、下半身の腰・ひざ・足首・足の甲の関節は、まるで〝歯車〟のように連携しています。

だからこそ、前項でお話ししたように、手に不調がある人は首にも、足に不調がある人は腰にも、トラブルを抱えているケースが多いわけです。

しかし、このように連動しているからこそ、**1つの関節の状態がよくなれば、他の関節の調子もよくなっていきます。**

しかも、**首や腰の関節は、全身の中で〝大きな歯車〟に相当します。**ですから、首の関節を正せば手の関節に、腰の関節を正せば足の関節に好影響が波及しやすく、連携した範囲での総合的なバランスが整っていくのです。

とりわけ、体重や地面からの負荷を支える関節（荷重関節）に当たる、腰から足先までにある各関節では、こうした好影響の連鎖が起こりやすいと言えます。

手足の痛み・しびれに対するいっそう具体的な効果のメカニズムに関しては、以降で詳しく解説しますが、首や腰のトラブル対策として第1章でご紹介した体操・ストレッチをすれば、多角的なメリットを手にできるということなのです。

スマートフォンを長時間使っている人、ハイヒールの愛用者は注意

本書で取りあげている手足の痛み・しびれの多くは、ひと昔前までは、それほど一般には見られないものでした。

例えば、手の疾患で言うと、**バネ指・腱《けん》鞘《しょう》炎（ドゥ・ケルバン病）・肘《ちゅう》部《ぶ》管《かん》症候群などは、職人や工事現場で働くかた、美容師など、仕事でとりわけ手を酷使する職業の人に見られるものでした。**

ところが現在、これらの疾患のために、手の指や手のひら、手首、ひじに至るまで、つらい痛みに苦しんでいるかたが急増しています。私はその背景に、**スマートフォン（スマホ）やパソコンの長時間使用があると考えています。**

スマホをきわめて不自然な体勢で持ち、入力をし続ける。パソコンでは、首を突き出した姿勢で画面を見ながら、キーボードを叩き続けたり、マウスを握り続けたりしている……。これでは、痛みやしびれが出るのは必然のことです。

足についても、同じようなことが言えます。

以前はアスリートなど、足を酷使している人たちが悩まされていたような疾患を、一般のかたがたが思うようになっています。

その背景には、**ハイヒールの愛用や運動不足などがあると思われますが**、とにかく現代人にとって、手足の痛み・しびれが身近なものになってしまっているようです。これは、非常に残念な状況と言わざるをえません。

たいせつなことなので何度も言いますが、手足のトラブルは、「治りづらい」「繰り返す」「併発する」という特徴があります。その対策としてはまず、**痛みやしびれのあるところのセルフケアとともに、手にトラブルがあれば首も、足にトラブルがあれば腰も、ケアするような習慣をつけてしまいましょう。**

そうすれば、やっかいな手足の痛みやしびれを断ち切ることができるはずです。

第3章

「手」の痛み・しびれを見事に消す 簡単ストレッチ&体操の秘密

手の痛み・しびれの「隠れた原因」は首の「ストレートネック」

この章では、私がおすすめするストレッチ・体操・マッサージ（第1章参照）が、痛みやしびれの解消にどのようなメカニズムで働くのかについてお話しします。

まずは、**手の痛み・しびれの「隠れた原因」＝首の関節（頸椎）に起きている問題**を、簡単かつ効率的に解消できる体操3種類の説明から始めていきたいと思うのですが、その前に1つだけ、はっきりさせておきたいことがあります。

それは、頸椎に起きている問題の全貌です。

その全貌を詳らかにしてこそ、3種類の体操の有効性がよりわかりやすくなるの

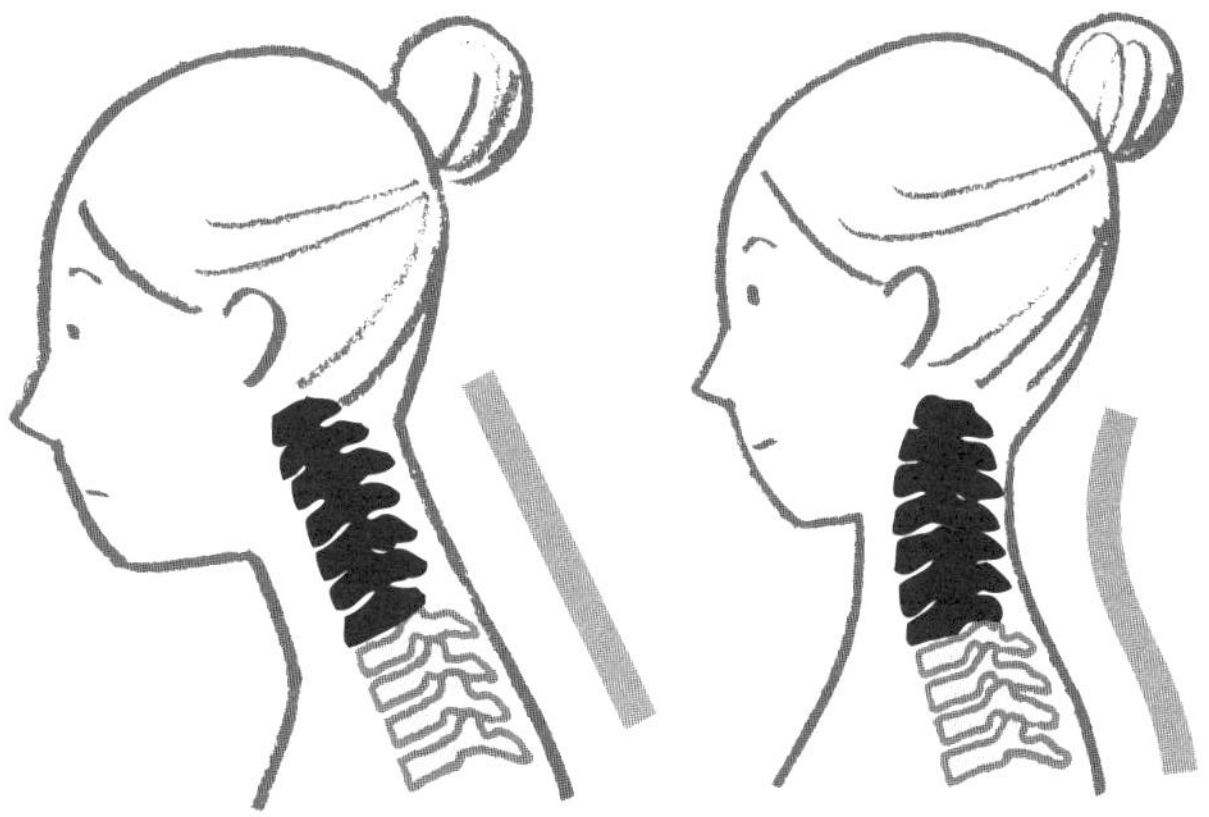

は問違いありません。

それではいったい、頸椎の問題とは具体的には何なのか――。

その答えはずばり、「ストレートネック」です。

ストレートネックとは、7個の小さな骨（椎骨）で構成されている頸椎が、本来はゆるやかにカーブしているはずなのに、前方へ向けてまっすぐになってしまった状態を指します（上のイラストを参照）。

首の不調は、前かがみやうつむきなど、〝首の前傾姿勢〟を取り続けることから始まるのですが、**現代はスマートフォン（スマホ）やパソコンなどを長時間使う人が急増していますから、頸椎のカーブが失われやすい状況**と言えるでしょう。

私のクリニックに来院するかたがたや、町なかにいる人たちの首の状態などから推察すると、私は現在の日本人の8～9割にストレートネックの兆候があるとさえ考えています。

そして一般的に、**ストレートネックは頸椎の下のほう（第5～第7頸椎）から前方に向けて直線的な構造になり、頸椎全体のカーブが次第に失われていきます。**首が前方へまっすぐ伸び、頭が不自然に突き出した状態になるということです。

すると、その後、体重の約10％もある頭の重さを、首が支えきれなくなります。首の筋肉が疲弊し、頸椎が柔軟性を失うからです。

そこで私たちの体は、無意識のうちに重い頭を少しずつ後方に倒し、頭が前方に垂れ下がらないようにバランスを取るようになります。

そして、そのために、**今度は頸椎の上のほう、つまり頭と首の境目（後頭骨と第1頸椎の間）が狭くなってしまうという問題まで抱えてしまう**のです。

それでも、頭と首が前に突き出た状態を放置していると、「首から前方に曲がる」だけではとどまらず、「胸から前方に曲がる」ようになります。頸椎のすぐ下に直接続いている胸椎《きょうつい》（背骨の中で胸の部分を構成している骨）に、〝しわ寄せ〟が及ぶためです。

その状態は、白鳥の首の形によく似ていることから、「スワンネック」と呼ばれています。

こうなると、ストレートネックとスワンネックによる「前方に向けた大きなカーブ」の頂点は、肩甲骨の位置になり、猫背はどんどん進行していくのです。

血流と神経の流れをよくして、痛み・しびれを撃退！

では、詳細が判明したストレートネックに対して、3種類の体操がもたらす効果をご説明しましょう。

まずは、**「首のテニスボール体操（38ページ参照）」**です。

私は前項の最後に、頭と首の境目（後頭骨と第1頸椎の間）がストレートネックによって狭くなるという話をしました。**その問題を見事に解消できるのが、この体操です。**

頭と首の境目には、無数の神経や血管が通っています。

ですから、ここが狭まれば、脳と全身を行き来する血液・神経・脊髄液などの流れが悪くなり、同じ上半身で連携性が高い肩・ひじ・手首・手の指先の痛みやしびれが増幅するうえ、頭痛・めまい・耳鳴り・吐き気・イライラなどの症状まで起こってきます。

これは主に、頸椎内部の左右の穴を通る大きな動脈（椎骨《ついこつ》動脈）の血流が悪化し、頭部が〝ガス欠〟のような状態になるためと考えられます。

しかし、さまざまな症状のもとになるポイントにボールを当て、頭と首の重みをかけるだけで、狭まっていたスペースを広げることができます。

すると、**血流や神経の流れは、ダムのゲートを開けたときのように一気に流れ始め、症状が改善する**のです。

首のテニスボール体操を行うと、**ひじや手首、手のひらや指先の痛み・しびれはもちろんのこと、前述した自律神経失調症のような症状も同時に解消してしまう**ケースは珍しくありません。

また、39ページにある**肩甲骨のテニスボール体操**は、重度のストレートネックやスワンネックの矯正に最適です。

首のトラブルがここまで進行していると、**明らかな猫背になるだけでなく、あごの痛みや肋《ろっ》間《かん》神経痛、「声を出しにくい」「食べ物を飲み込みづらい」といった症状まで出かねません。**しかし、肩甲骨のテニスボール体操を行い、重度のストレートネックやスワンネックを矯正すれば、**手足の痛み・しびれのほか、これらの不調も改善できる**のです。

その最たる例が、１４８ページにある症例です。

“進化版”の著効体操でストレートネックを矯正！

一方、「**あご押し体操（40ページ参照）**」のほうは、**ストレートネックの構造を根**

本的に矯正するうえで、非常に高い効果があります。

首をグッと強制的に押し込むと、頸椎の下のほうに「後方へシフトする力」が伝わります。それを**何度も繰り返しているうちに、第5～第7頸椎は徐々に後ろへ押し戻され、頸椎全体に本来のカーブが戻ってくる**のです。

ストレートネックによる、**頸椎の下のほうのスペースが狭まった状態を放置していると、手の痛み・しびれが悪化の一途をたどります。**手だけでなく、首や肩にも痛み・しびれがあると、それらがひどくなることは確実ですし、可動域もどんどん制限されていきます。

さらに、第5～第7頸椎に過度のプレッシャーがかかり続けることで、首の椎間板ヘルニアを発症することもあります。

そうなれば、頸椎からはみ出した部分（ヘルニア）が神経を直接刺激することになり、手の痛みやしびれは〝もう1段階強いレベル〟になってしまいます。首自体の痛みも強くなることは、言うまでもないでしょう。

そうした状況に陥る前、つまり、現在の「隠れた原因」で済んでいる段階で、あご押し体操をこまめに実践し、首の問題へのケアを続けていきましょう。

なお、42ページでご紹介している**「うつ伏せあご押し体操」は、通常のあご押し体操の〝進化版〟です。**

ここ数年でときどきいただいていた、「あご押し体操をうまくできていない気がする」という声に応え、実践方法に工夫を加えてあります。ストレートネックを矯正するメカニズムは、通常のあご押し体操と変わりませんが、**いっそう的確に効果を得られるはずです。**

通常のあご押し体操は「いつでもどこでも行えるもの」、進化版は「自宅でじっくり確実に行うもの」と考えて、ともにうまく活用してみてください。

腱にたまったストレスを解消し、指の曲げ伸ばしがスムーズに！

「指反らしストレッチ（44ページ参照）」は、**バネ指の対策として最適**のセルフケアです。

バネ指とは、手の指を曲げたり伸ばしたりする際に、引っかかりや痛みが生じる疾患です。

通常は、指を曲げると伸ばしづらく、反対に伸ばすと曲げづらく、指を動かそうと力を加えると、カクンと指がはねて痛みます。なかには、指の曲げ伸ばしがまったくできなくなることもあります。

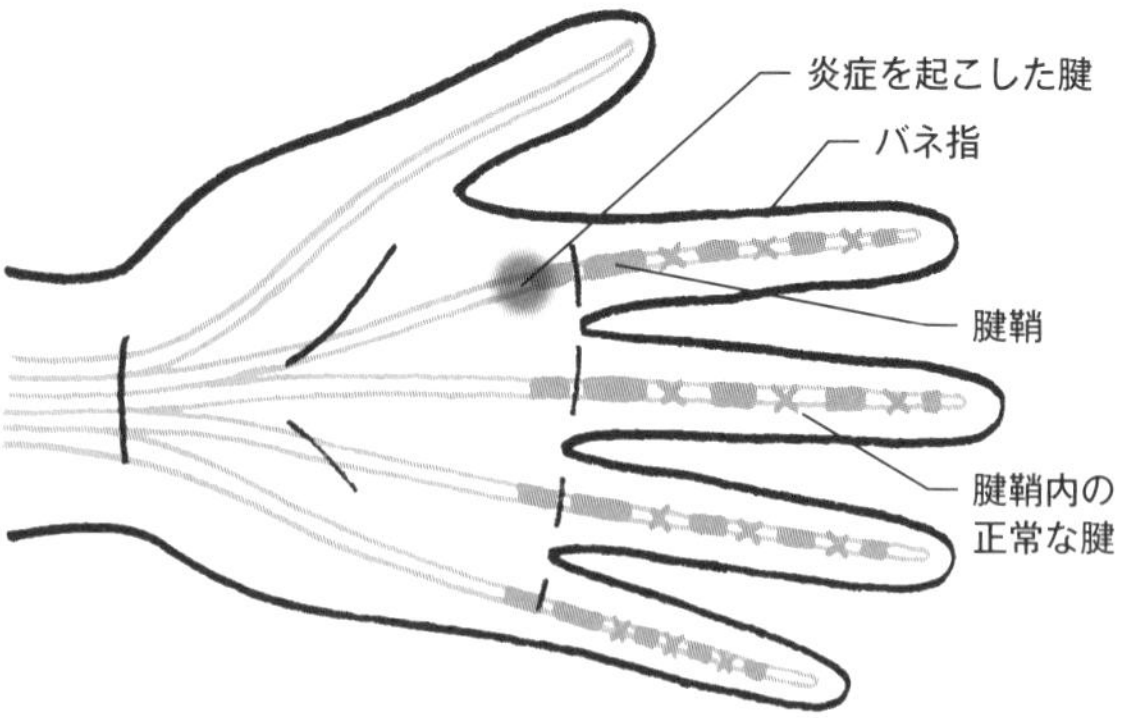

［バネ指］

従来は、家事などで手指をよく使う中年女性に多かったバネ指ですが、近年は性別や年齢を問わず、患者さんが急増しています。

主な原因が指の使いすぎですから、スマホやパソコンの長時間使用がかなり影響していると考えられます。また、重いものを手で握って持ち上げる仕事に従事する人も、かかりやすい傾向がある疾患です。

そもそも手には、主なものだけで27個もの骨があり、これらたくさんの手の骨を動かせるのは、骨と筋肉を結び付けている「腱」があるからです。

腱はヒモのような組織で、骨と筋肉をつなぎながら手首から指先まで通っていて、腱が動くことによって指の曲げ伸ばしが行われています。

また、この腱が骨から離れないように、指の手のひら側にはところどころにトンネル状の組織「腱鞘《けんしょう》」があり、バンドのように腱を押さえています。


バネ指は、指を動かすたびにこすれ合う腱鞘と腱の一部に炎症が発生し、腫れて痛みが出て、腱が腱鞘の中を通る際に引っかかりを起こしている状態です。

ですから、痛みがひどいときには、なるべく指を使わず、固定するようにします。テーピングを使ってもいいですし、絆創膏で代用してもかまいません。症状のある指の関節を動かせないようにしましょう。


その後、**痛みが引き始めたら、おふろのお湯に浸かるときなどに、指反らしストレッチをぜひ行ってください。**

前述したようなひどい痛みはなく、**「ちょっと引っかかりが気になる」「軽い痛みや違和感がある程度」という場合は、どんどん実践していただいてけっこうです。**

このストレッチをすると、指の曲げ伸ばしを繰り返してストレスがたまった腱を、うまくリフレッシュできます。腱は、毛細血管が通っている筋肉の先にある組織なので、おふろで温まりながら行うと血流が改善され、指の曲げ伸ばしをスムーズにできるように後押ししてくれます。

また、45ページにあるように、バネ指の起きている指の付け根をマッサージするのも有効です。

このマッサージを施す〝小さなふくらみ〟とは、まさに問題が起こっている腱や腱鞘の一部です。問題が起きているからこそ、腫れてふくらんでいるため、痛みがひどくないときはこうして血流を促すことが功を奏するのです。

スマホの長時間使用で起きた腱鞘炎も指のダメージを回復させて痛み撃退！

腱鞘炎に最善の対策として第1章でご紹介したのは、**「親指周りマッサージ（46ページ参照）」**です。

手の指が痛いと、多くの人はたいてい「腱鞘炎だ」と思われますが、厳密には26ページにある判断法で痛む場合が、**ほんとうの腱鞘炎（正式名称はドゥ・ケルバン病）**だと考えられます。

両手で起こることはまれなので、その判断法で明らかに片方だけの痛みが強い場合、腱鞘炎に該当することになります。

発症のメカニズムは、基本的には前項でお話しした内容と同じです。

ただし、痛みの発生するところが異なります。

すでに詳しくお話しした腱鞘は、実は指だけでなく、手首の内側（親指側）にもあります。そして、前腕の内側～手首の内側～親指の内側とのびている腱が腱鞘を通るのですが、ここでも炎症が起こるため、痛みが現れるわけです。


以前は、20～50代の女性の妊娠時・産後・更年期などによく発症すると言われていました。ホルモンバランスと関係するという説もありますが、赤ちゃんを抱っこするときには親指を広げ、その親指に力を入れて頭を支えたりします。また、介護するときも、同じく親指に力を入れる場面が多いようですから、**やはり親指の酷使が主な原因**と見るのが妥当でしょう。


事実、美容師など仕事で親指をよく使う人は、非常に腱鞘炎になりやすいのです。

また、野球・ゴルフなどの〝棒状の道具を握りしめるスポーツ〟をやりすぎても、かかりやすい疾患なので注意が必要です。

ただし、**こちらもやはり、スマホやパソコンの長時間使用が悪影響を与えているという話題になっています。**

なかでも、最近注目されているのが、スマホの使いかたです。

片手でスマホを持ち、メールやSNS上で文章を書く際、同じ手の親指で入力を手早く繰り返す。さらに、インターネットのサイトを見ながら、やはり親指でスクロールの動きを繰り返す――。

こうした親指の酷使が問題視されているのです。

対策についても、腱鞘炎とバネ指は基本的に同じです。

痛みがひどいときには、なるべく親指を使わず、親指を広げる動き（外転《がいてん》）をさせないように固定するのがいいでしょう。テーピングを使うなら、基本的には親指の腱に沿って貼り、人差し指側に閉じた状態で〝ほんの少し弱め〟に固定します。

痛みが出始めた段階や、ひどい痛みが引き始めた段階では、おふろのお湯に浸かるときなどに、親指周りマッサージを行いましょう。

このマッサージは、ダメージを受けた腱鞘・周りの組織の血流を促進させ、炎症からのいち早い回復、つまり痛みの解消・軽減を導くものです。

親指と人差し指の間にある筋肉へのマッサージも効果的です。

親指を広げる動きをするときには、腱鞘炎にかかわる親指の筋肉・腱が主に働いています。

一方、親指を閉じる動き（内転《ないてん》）をするときには、主に親指と人差し指の間にある筋肉・腱が働いています。そちらのほうにもケアをしておくということです。

ちなみに、こちらのセルフケアは、専門的には**母指内転筋炎症**《ぼしないてんきんえんしょう》という疾患による痛みの予防・解消にも大いに役立ちます。

母指内転筋とはまさしく、親指と人差し指の間にある筋肉で、親指を人差し指側に動かすときに働いています。この筋肉が使われすぎて疲労し、緊張・収縮・硬化していると痛むことがあります。

そこで、もむようにマッサージすることで、不快な症状を改善できるのです。

手首を動かす筋肉のマッサージで指や手のひらの痛み・しびれは解消

手首にも、**「手根管」**というトンネル状の組織があります。

バネ指や腱鞘炎の話で登場したトンネル状の組織は腱鞘でしたが、こちらとは異なります。手首の〝U字形〟の骨と、そのUの字をふさぐようにある靭帯で囲まれた、トンネル状のスペースです。

そのスペースの中には、9本もの腱と、1本の神経（正中神経）が走っています。

ただし、**仕事・家事・運動などで手首を動かしすぎると、腱が太くなったり、靭帯が厚くなったりして、神経を圧迫・刺激するようになります。**

その結果、親指・人差し指・中指・薬指の中指側半分と、これらの指の下の手のひらに、激しい痛みやしびれが出たり、感覚が低下したりするのが、**手根管症候群**の症状です。

比較的、夜から朝方にかけて症状が現れるパターンが多いようです。

そもそもの発端が手首を動かしすぎたことですから、痛みやしびれが激しいときは、手首を固定して動かさないようにするのが基本です。

もう少し積極的なセルフケアとして、私が「**前腕マッサージ**（**48ページ参照**）」をおすすめするのには理由があります。

手首を動かすためには、先ほどご説明した9本の腱とつながっている複数の筋肉を使っています。ですから、手首からひじにかけてあるそれらの筋肉は、使われすぎて疲弊し、緊張・収縮・硬化した状態になっています。

そこで、**この範囲の筋肉をまんべんなくマッサージすると、痛みやしびれの解消・改善に効果的**なのです。

おふろの湯の中で温まりながら行うと、その効果はさらに高まります。

ちなみに、手根管症候群でしびれが現れる範囲は、首のストレートネックやヘルニアなどで、第5頸椎・第6頸椎に問題がある場合のそれと、ほぼ同じです。

両者の見極めには、もちろん27ページの判断法が役立ちますが、別のテストもあります（次ページを参照）。気になるかたは、試してみてください。

首からの悪影響をさらにチェック！

手のしびれテスト

頸椎の状態が悪化すると、いわゆる「首のヘルニア（頸椎椎間板ヘルニア）」が発生し、強い痛みやしびれが現れます。このテストでは、頸椎に異常がないかを判別します。

〈やり方〉

❶首を後方に反らしながら、手の痛みやしびれがあるほうに頭を傾ける。

❷傾けた頭を、反対の手で上から軽く押さえても可。これにより、〝いつもの〟手の痛みやしびれが強くなるかをチェックする。

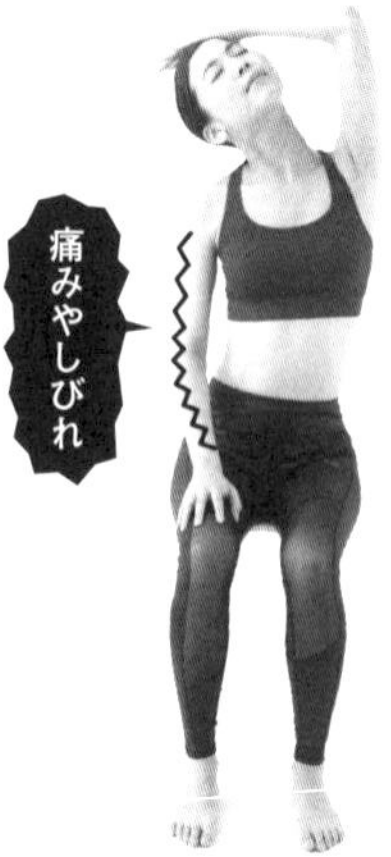

〈結果〉

明らかに痛み・しびれが強まる場合は、首（頸椎）の問題が進行している可能性大。手のケアとともに、首へのケアも入念に行うことが、痛み・しびれ対策として必要になります。

※このテストは、手首の痛み（手根管症候群）、ひじの痛み（肘部管症候群）があるかたには、特に有効。22、27、29ページのチェック法とともに行えば、自分で治すためのセルフケアに大いに役立ちます。

スマホ使用でひじの不調が急増中！
痛み・しびれがたちまち消える体操

手のひらを上にしたときの、ひじの内側の少しくぼんだところにも、骨と腱で囲まれたトンネル状のスペース＝「肘部管《ちゅうぶかん》」があり、**その狭いスペースの中に神経（尺骨神経）が通っています**（112ページのイラスト参照）。

ひじを曲げた状態でひねったり、その状態で振動を与えられたりすると、前腕にある骨（尺骨）と外側にある骨（橈骨《とうこつ》）の〝噛み合わせ〟が悪くなり、尺骨とぴったり密接している肘部管が圧迫されて、中を通る神経が刺激を受けてしまいます。

また、ひじが生まれつき外側に反り曲がっているかたは、この神経が強制的に引き伸ばされるため、**肘部管症候群**による痛み・しびれが現れやすい傾向があります。

いずれにしても、実際に痛みやしびれを感じるのは、ひじの内側から、小指・薬指側にかけての範囲です。

握力の低下などの運動障害が現れることもあり、そうなると、握っている物を落としがちになったり、ドアノブやビンのふたをうまく回せなくなったりすることがあります。

そして、**この肘部管症候群も、バネ指・腱鞘炎と同様、近年はスマホや携帯電話の長時間使用の影響から、患者数が増加して**いる疾患です。

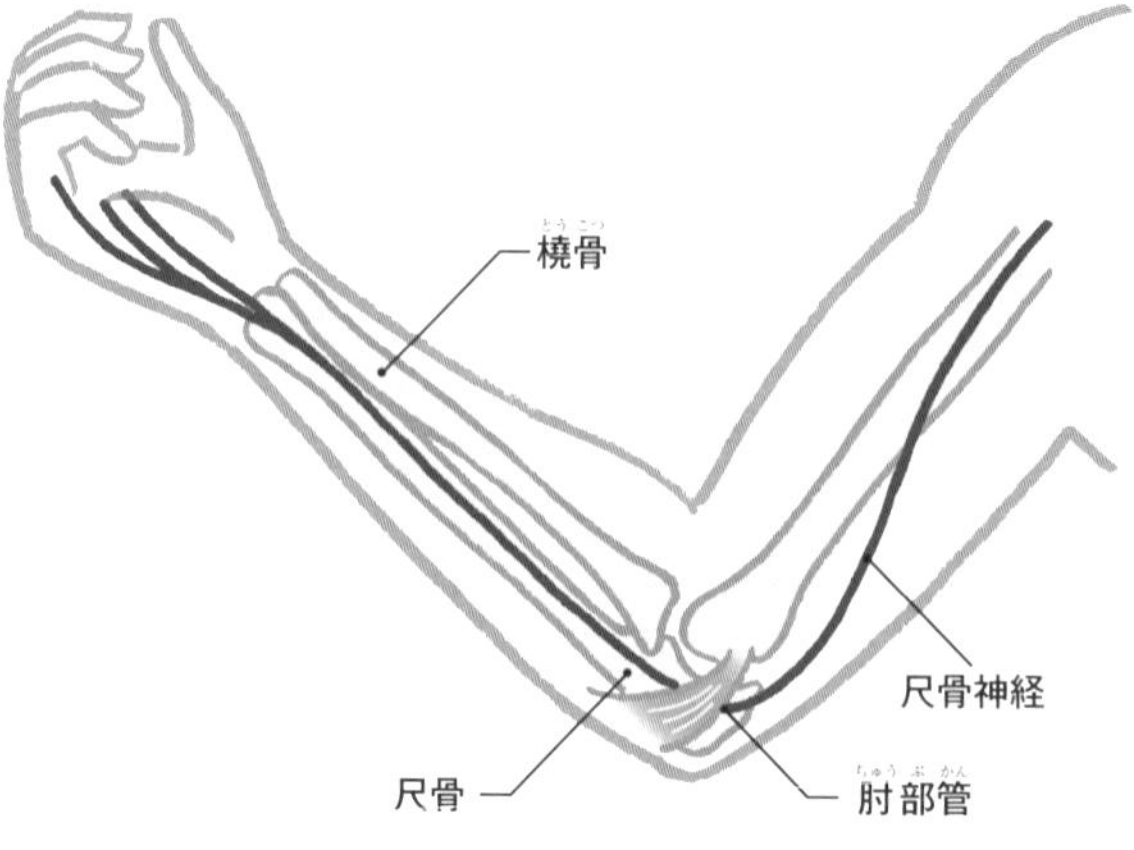

問題は、これらを持つときの体勢で、**ひじを曲げながらねじった状態を長く続けていることが痛み・しびれの要因**になっています。

「尺骨つかみ体操（56ページ参照）」が有効な理由は、その名のとおりに尺骨をつかんで動かせば、肘部管への圧迫・神経への刺激に直接アプローチできるからです。おかげで、痛みやしびれはたちまち消えてしまいます。

また、尺骨を動かしているうちに、尺骨と橈骨がしっかり噛み合って動くようになることもよくあります。すると、日常的な動作も大幅に楽になります。

もし、この体操を実践しても、しびれがほとんど改善されないとしたら、首（頸椎）の異常からの影響が強い可能性があります。

110ページにある**「手のしびれテスト」**を試してみて、ひじの内側から小指・薬指にかけてのしびれが増す場合は、「首のテニスボール体操」「あご押し体操」をしっかり行うようにしていきましょう。

ひじの外側で最も起こりやすい痛みは簡単ストレッチで見事に消える

手のひらを上にしたときの、ひじの外側に当たる範囲の筋肉・腱に痛みが現れるのが、**上《じょう》腕《わん》骨《こつ》外《がい》側《そく》上《じょう》顆《か》炎《えん》**です。

手足の痛みやしびれにはさまざまな種類がありますが、**実は最も多くの人が悩んでいるものは、このひじの外側の痛み**だと思われます。

ひじの外側が腫れたり、内出血があったりするなどの、外観上の変化は特にありません。しかし痛いので、湿布を貼ってやり過ごす——。そんなことをしているうちに、〝治りづらい状態〟になってしまうのです。

これは筋肉・腱にかかわる疾患なので、基本的には関節や骨に異常があるわけではありません。

しかし、タオルを絞るときや、ドアノブ・水道の蛇口などをひねるとき、パソコンのマウスを操作しているときなど、日常生活で痛みを感じる場面が多々あります。

それは、手首を反らせる動き（背屈《はいくつ》）をしたり、ひじ下を外側へひねる動き（外旋《がいせん》・回外《かいがい》）をしたりすると、ひじの外側の筋肉や腱がすでに炎症を起こしているのに、収縮させて緊張を強いるからです。この疾患に**「テニスひじ」**の別名があるのも、ひじの外側の筋肉・腱を使って炎症を招き、痛みを引き起こすからです。

ですから、痛みの根本的な原因は、ひじの外側の筋肉・腱の使いすぎということなのです。

そもそも、手首を反らせたり、ひじ下を外旋させたりするために使う筋肉は、手首からひじにかけて数本あり、すべてがひじの外側に集まっています。

もう少し細かく言えば、それらの筋肉の先は腱となり、ひじから肩にかけてある骨（上腕骨）のひじ部分の外側にくっついています。

手首を反らせたり、ひじ下を外側へひねったりする動きを何度も繰り返すと、これら複数の筋肉が収縮しっぱなしになり、骨との付着部が過剰に引っ張られてダメージとなり、炎症を引き起こすというわけです。

そのため、痛みを解消するにはまず、収縮しっぱなしで緊張・硬化している筋肉を、伸ばして緩めることが先決。だからこそ、第1章でご紹介した**「外ひじ伸ばしストレッチ（52ページ参照）」は、痛みの根源にアプローチする、最善のセルフケアになる**わけです。入浴後、筋肉・腱が温まって柔らかくなった状態で行うと、いっそう効果的です

また、おふろの中では、ひじの外側から手首にかけてのびている筋肉をマッサージするのも有効です。

痛みがあまりにもひどい場合は、スポーツショップなどで市販されている「テニスひじ用サポーター」を使うのも、対策のひとつです。このサポーターは、使いすぎている筋肉と腱を休ませる構造になっているからです。

ただし、〝普通のひじサポーター〟では効果がありません。もし利用するなら、しっかりした構造のテニスひじ用サポーターを選ぶようにしましょう。

サポーターが入手できないかたは、テーピングで代用することができます。そのときは、テープをひじの外側の少し上のあたりから手首まで縦に貼り、手首を固定させることがポイントになります（右の写真参照）。

［テーピングの貼り方］

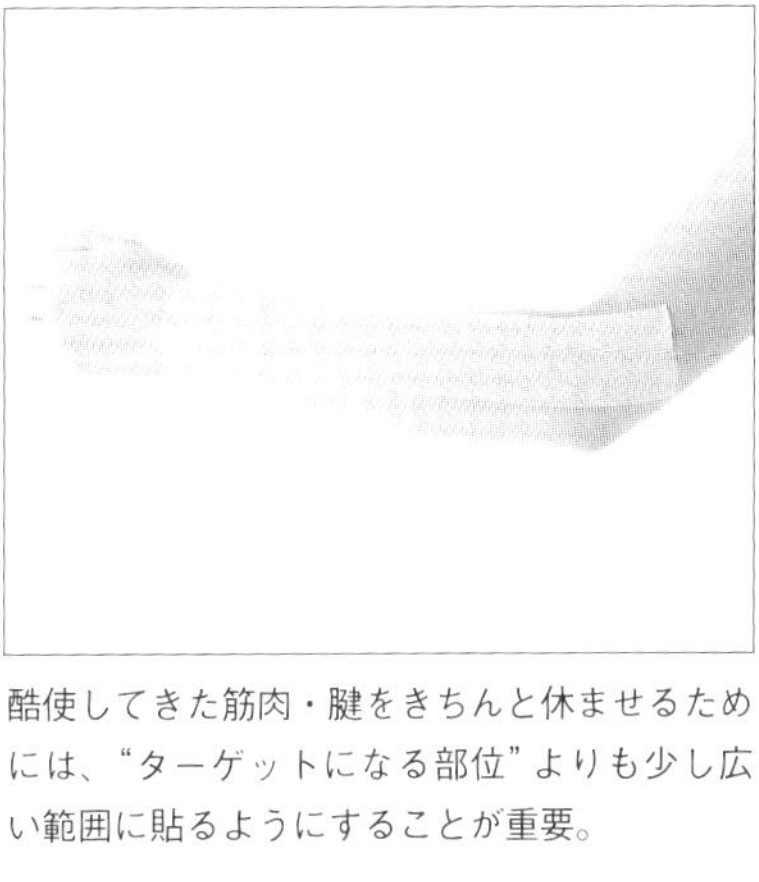

酷使してきた筋肉・腱をきちんと休ませるためには、“ターゲットになる部位”よりも少し広い範囲に貼るようにすることが重要。

ストレッチで緩める筋肉を変えてひじの内側の痛みも効率的に解消

前項とは逆に、手のひらを上にしたときのひじの内側の筋肉・腱に痛みが現れるのが、**上腕骨内側上顆炎**《じょうわんこつないそくじょうかえん》です。

痛みが現れるのも逆の動きで、手首を手のひら側に曲げる動き（掌屈《しょうくつ》）や、ひじ下を内側へひねる動き（内旋《ないせん》・回内《かいない》）を繰り返すことが発端になります。

このような動きを何度も行っていると、これらの動きに関係する筋肉・腱にダメージが蓄積し、上腕骨のひじ部分の内側の付着部に炎症が発生して、痛みが走るのです。

特に野球選手は、ボールを投げる際、前述した動きを必ずと言っていいほど行います。そのため、この疾患を患うことが少なくなく、**「野球ひじ」**の別名が付けられています。

ただ、テニスやゴルフのスイングをする際にも、実は同様の動きをしています。特にテニスでは、サーブを打つとき、フォアハンドで強いトップスピンをかけるとき、ひじの内側にストレスがかかるので要注意です。

さて、ひじの内側にトラブルが起こっているのですから、痛みを解消するためのセルフケアでターゲットにするのは、当然ながらその部位です。

そのため、**「内ひじ伸ばしストレッチ（54ページ参照）」を実践すれば、収縮・緊張・硬化している筋肉を効率的に伸ばし、リラックスさせることができるので、痛みの解消・改善に大いに役立つのです。**

痛みが強いときは、前項の上腕骨外側上顆炎の場合と同じく、「テニスひじ用サポーター」を活用し、酷使してきた筋肉・腱を休ませるのもいいでしょう。

ただし、もしもサポーターを使うなら、その巻き方には注意してください。

市販されているテニスひじ用サポーターのほとんどは、説明書などに「ひじの外側が痛い場合」「ひじの内側が痛い場合」の巻き方が書かれています。

要するに、両者ではサポーターの巻き方が正反対になるのですが、この点に注意しながら、うまく活用するようにしましょう。

もちろん、テーピングで代用する場合も、テープをひじの内側の少し上のあたりから手首まで縦に貼り、手首を固定さ

［テーピングの貼り方］

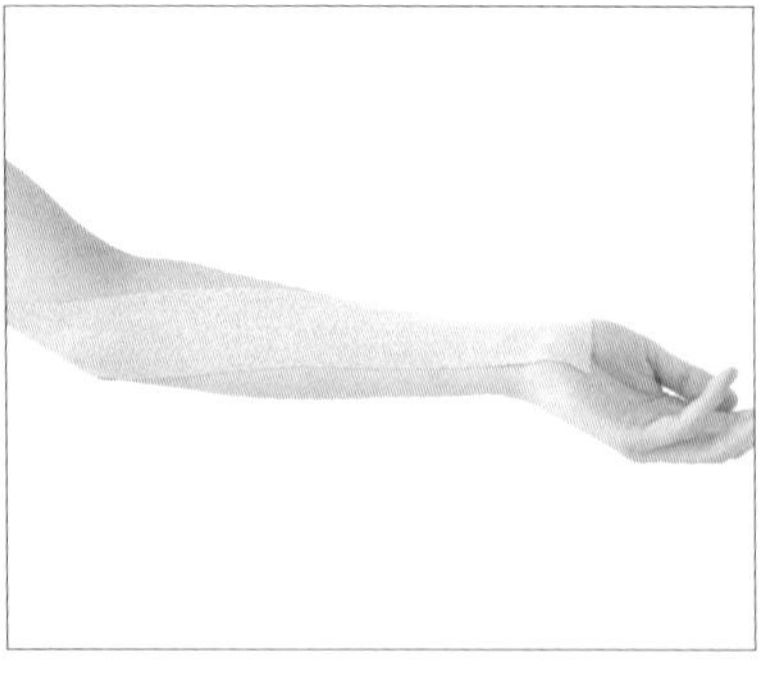

少し広めの範囲にテーピングをすること。ズレたり外れたりする場合は、上からもう1枚のテープを重ね貼りしてもOK。

せるように気をつけてください（右ページ下の写真参照）。

手のひら・手首の痛みの原因を解消する〝必殺技〟

手のひらから手首にかけての部分は、8つの小さな骨から構成されています。ここに、ひじから手首にある骨（橈骨《とうこつ》）が加わって、手首の関節（手関節《しゅかんせつ》）が成り立っています。そして、それぞれの骨は、靭帯によってつなぎ留められています。

ところが、起床時にベッドから出ようとして、手のひらをベッドに強く押しつけたりすると、骨の位置のズレ（亜脱臼）を起こしてしまうことがあります。

イスから立ち上がろうと机に手をつく動作をしたり、転んで地面に手をついたりしたときにも、同じことが起こりえます。すると、その瞬間に「イタタタタ」と、強めの痛みが走ります。これが、**手根不安定症**の一般的なパターンです。

その後も、前述したような動きをしたときには痛みが出るのですが、普通に生活しているぶんには特に痛みを感じません。ズレが小さければ、骨の位置が自然と戻ることもよくあります。

しかし、骨の位置が戻らないままで、なにもケアをせずにいると、手首のあたりが常にジンジンと痛むようになってきます。ズレた骨が手根管を圧迫し、結果的に神経を刺激しているからです。

ときには、かなり鋭い痛みを感じるケースもあり、そうした痛みが1～2週間も続くことさえあります。

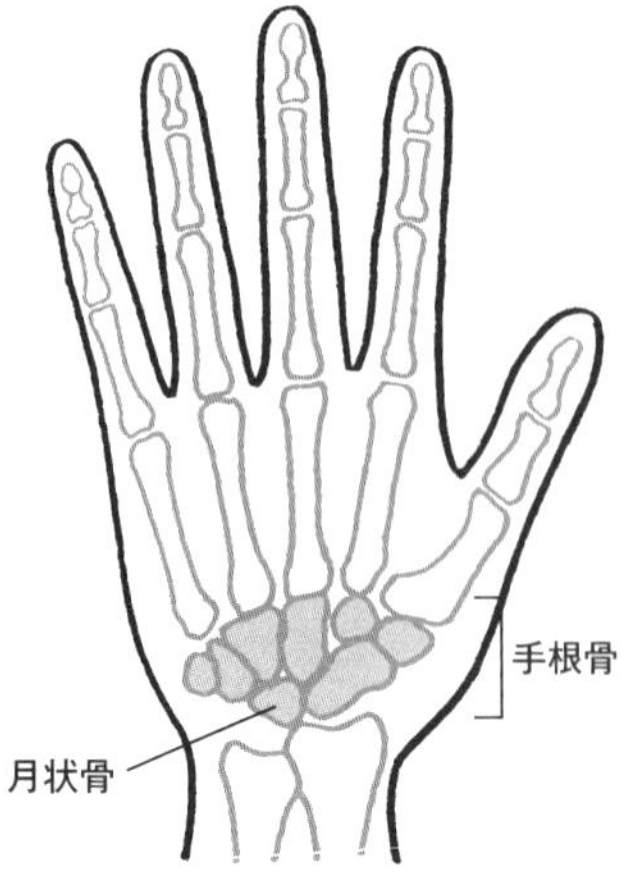

最もズレやすい骨は、**月状骨**《げつじょうこつ》です（右ページ下のイラスト参照）。別の骨どうしの結合の度合いと比べると、この骨の他の骨とのつながりぐあいは少し緩く、比較的動いてしまいやすいのです。

「手首押し込み体操（50ページ参照）」は、そのズレた月状骨を自力で押し込み、本来の状態に矯正するものです。

人によっては、月状骨が本来の位置に戻ったときに、カチッと音がすることもあります。うまく行えると、**痛みのもととなっている原因をその場で解消できますから、すぐに痛みを消す〝必殺技〟**になります。

「そこまでのことを自分でしてもいいの？」と心配されるかたもいらっしゃいますが、関節包《かんせつほう》（関節全体を袋状に覆っている組織）が破れているわけでもありませんから、問題ないでしょう。

もし、手首押し込み体操の実践をためらうぐらいの痛みがあるなら、リストバンドを少し手のひら側に巻き、手首周辺の骨を動かさないように固定しておきましょう。そして、痛みが和らいできたら、この体操を試してみてください。

第4章

「足」の痛み・しびれを見事に消す 簡単ストレッチ&体操の秘密

腰の関節へのじゅうぶんなケアが必須！

足の痛み・しびれの「隠れた原因」は、腰の関節（仙腸関節）に起きている不調です。

腰には、骨盤中央の仙骨と左右の腸骨の境目にある**「仙腸関節」**と、５つの骨（椎骨）から構成される**「腰椎」があります**（下のイラスト参照）。ともに非常に重要なポイントであることは間違いありませんが、**まっさきにケアすべきは仙**

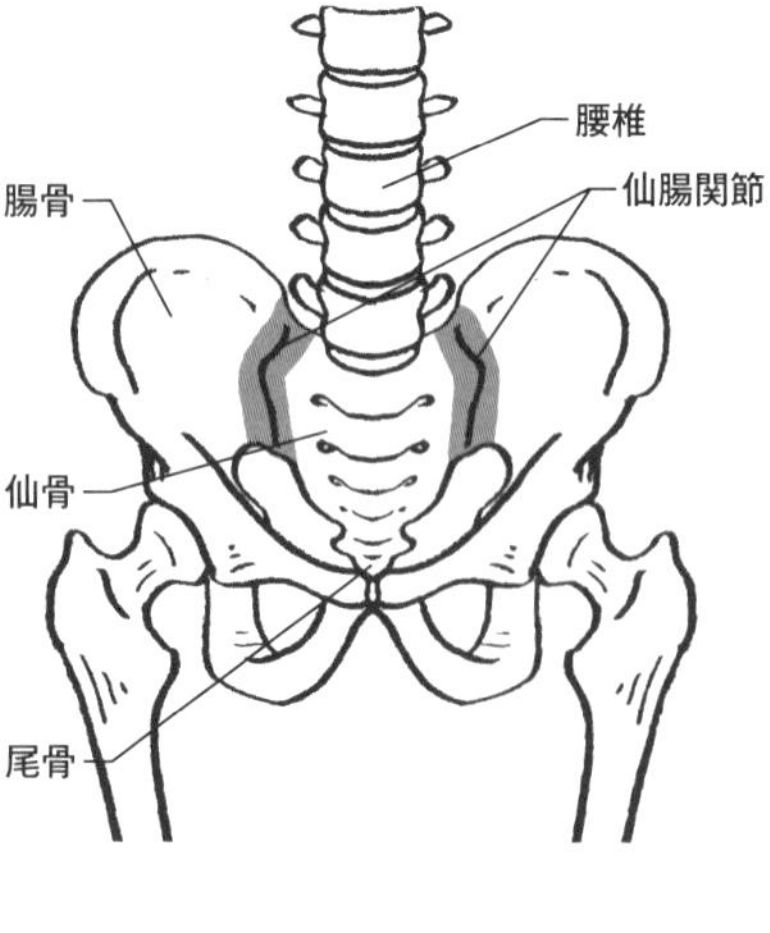

腸関節です。

仙腸関節は、〝全身の関節リンクの要〟と言ってもいいほど重要な関節で、通常は前後左右に数ミリ動くことで、体の重みや外部からの衝撃を和らげています。

ですから、**仙腸関節がこのように機能していれば、腰椎はもちろん、〝歯車〟のように連携・連動する足の関節にかかる負荷も、軽減される**ことになります。

重心バランスが崩れにくく、悪い姿勢になる可能性も低くなり、**腰周りから足先までの血液・神経の流れもスムーズな状態をキープできるのです。**

ところが、仙腸関節は、動く範囲が非常に小さいだけに、すぐに引っかかりを起こして固まりやすい関節でもあります。

実は現在、日本人の約8割が、仙腸関節の不調を抱えていると言われています。

そのうえ、私のこれまでの経験では、**足の痛みやしびれがなかなか治らなかったり、治っては再発することを繰り返したりしている人では、仙腸関節が固まっているケ**

ースがほんとうに多いのです。

となればなおさら、仙腸関節へのじゅうぶんなケアは、足の不調を解消するうえでも必須のこととなります。その最善策こそが「**仙腸関節ストレッチ（58ページ参照）」で、実践すれば仙腸関節の構造・機能が整い、リンクしている足の関節の構造・機能も良い状態に導かれる**のです。

足への血流・神経の流れは大幅にアップできる

一方の「**お尻ストレッチ（60ページ参照）」のほうは、足の痛みやしびれを解消するための血液・神経の流れの改善に、いっそう重きを置いた術**です。

左ページにあるイラストを見てください。

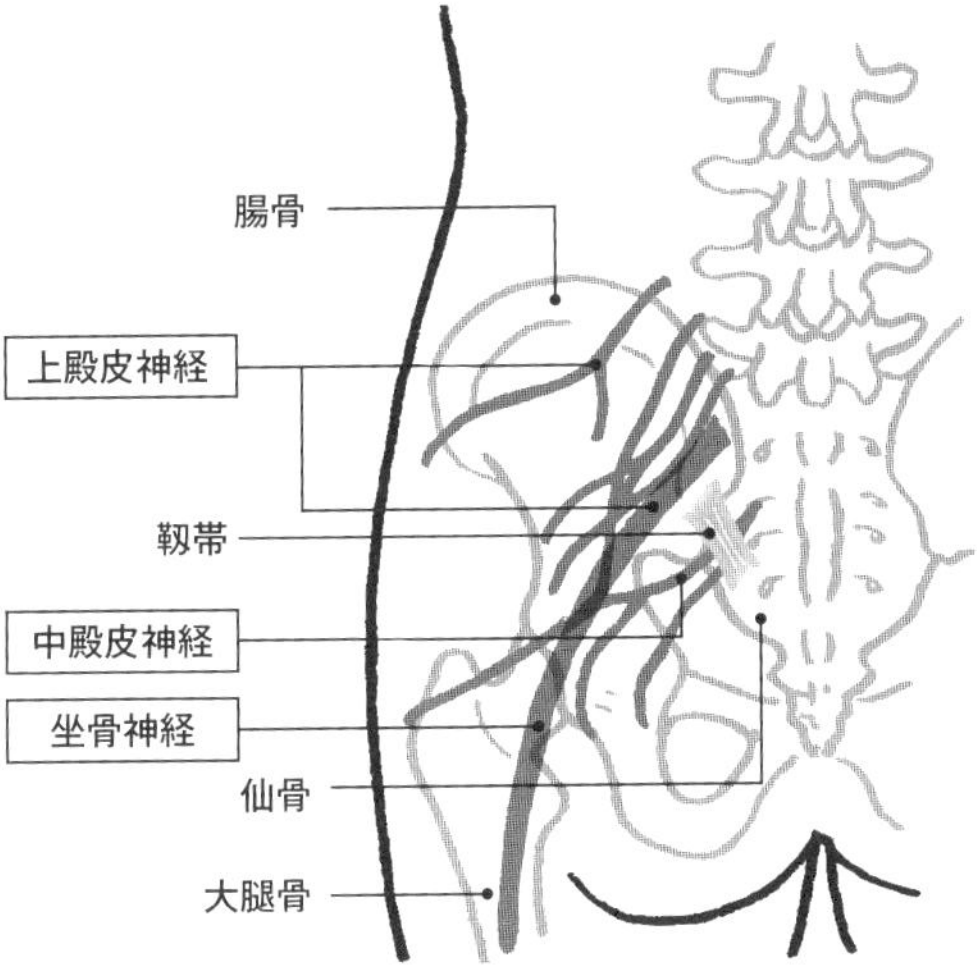

三角形の頂点になるボールの位置は、腸骨の上端の縁から下方向にのびる「上殿皮神経」のある場所に、ぴったり相当します。

ですから、お尻の硬くなっている筋肉（中殿筋や小殿筋）をテニスボールの適度な刺激で緩めると、この上殿皮神経への締め付けを解消する作用が働くのです。

また、お尻の穴に近いところのボールの位置は、仙骨から腸骨に向かってのびる「中殿皮神経」のある場所に相当します。

ここにテニスボールからの刺激が伝われば、密接している靭帯は硬化した状態から柔軟性を取り戻し、すぐそばにあるインナーマッスル（梨状筋）も緩みます。その結果、中殿皮神経はやはり締め付けから解放されます。

最後の1つ、体の側面に近いところのボールの位置は、お尻から脚に向かってのびる「坐骨神経」の通り道です。

この神経への締め付けも解消されるのは、中殿皮神経の場合と同じく、テニスボールからの刺激がインナーマッスルに伝わるからです。

もちろん、お尻のいちばん表面で広い範囲にある筋肉（大殿筋）も、3個のテニスボールによる刺激で緩ませることができます。

お尻ストレッチをすると、このように**神経の流れがグッとよくなり、筋肉がほぐれることで血流も改善するメカニズムが働くため、お尻から足にかけての痛み・し**

びれの解消に大いに役立つのです。

足裏のアーチを復活させて痛みを消し、心地よさも味わえる方法

足の裏には、複数の筋肉と腱、靭帯で成り立っている「アーチ」があります。

①親指の付け根から小指の付け根に向けてある**「横のアーチ」**、②親指の付け根からかかとに向けてある**「縦の内側アーチ」**、③小指の付け根からかかとに向けてある**「縦の外側アーチ」**という、**３本のアーチが本来はあるのです。**

ただし、歩きすぎたり、前方重心の前傾姿勢が癖になっていたりすると、特に②と③の縦アーチが崩れ始め、これらのアーチを構成する筋肉と腱が引っ張られ続けるような状態になります。

このとき、足指のほうにのびる腱はホウキのようになっていて、力が分散されるため、大きな悪影響は及びません。

しかし、かかとのほうにのびる腱は、骨に付着する部分が1つにまとまっているため、引っ張る力が集中して強くなり、炎症が発生して痛みを起こす場合があります（下のイラスト参照）。

これは、**足底腱膜炎**と呼ばれる状態です。

この疾患は、治りが遅く、再発しやすいのが特徴です。なぜなら、立って

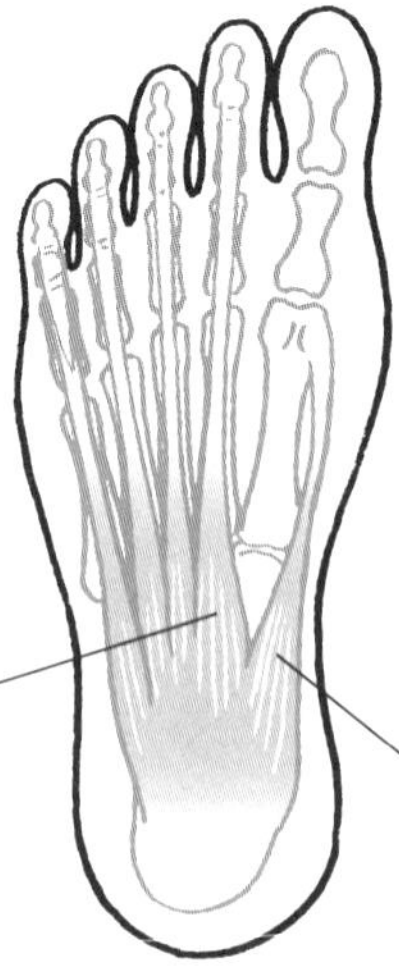

いるだけでも足裏には体重が必ずかかり、痛みがでている筋肉や腱に負荷をかけ続けてしまうからです。

そこでぜひ試していただきたいのが、**「足裏下部でテニスボールつぶし（62ページ参照）」**です。

実践すると、**過剰な負荷が集中していた筋肉・腱を適度にマッサージでき、実に心地いいうえ、縦のアーチを作ることを促す効果もあります。**

そうなれば今後は、立ったり歩いたりするときに、足裏の筋肉や腱を必要以上に引っ張らないことになります。つまり、気持ちよさを味わいつつ、痛みの根本的な原因を除去することまでもできるのです。

アキレス腱とひざ裏の痛みは同時に解消！

ふくらはぎにある腓腹筋という筋肉や、その内側にあるヒラメ筋という筋肉は、上下の部分では合流する形で腱になります。そして、上のほうでは「太ももの骨（大腿骨）の下端」に、下のほうでは「かかとの骨（踵骨）」にくっついています。**後者は、一般にもよく知られているアキレス腱のことです。**

長く走るなど、ふくらはぎの筋肉が一定レベル以上に使われると、これらの腱へのダメージが蓄積し、炎症を起こして痛み・腫れが現れる場合があります。これがアキレス腱に発生したものが、アキレス腱炎です。

しかし、運動していない人も、決して油断はできません。**ひざがいつも曲がっている人は、それだけでよけいに腱へのストレスを増やしていて、同じように炎症を**

起こしやすいのです。

　痛みが強いときは、サポーターやテーピングで患部を動かさないように固定します。上のほうの腱の場合はひざをまっすぐにした状態、下のほうの腱＝アキレス腱の場合は足首を直角にした状態です（下の写真参照）。

［テーピングの貼り方］

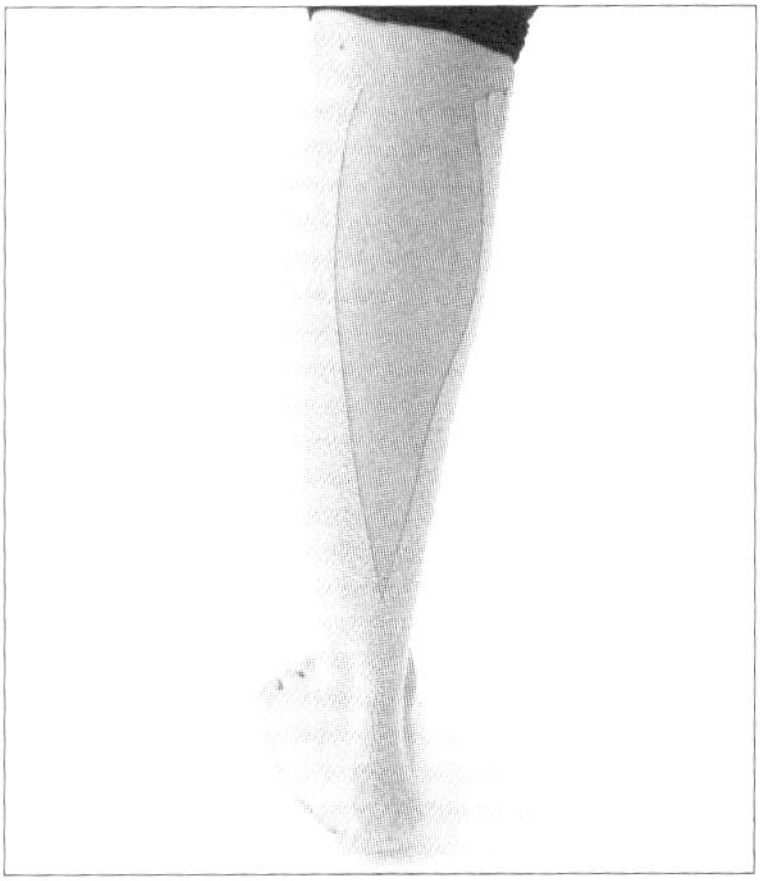

２本のテープを、アキレス腱では重ねて貼り、ふくらはぎでは左右の側面を通るように貼る。かかとの足裏部分から貼ると、効果アップ。

　しかし、これはかなり重症な場合に限った話で、通常は**「ひざ押しストレッチ（64ページ参照）」**で十二分に対処できます。実践すれば、**アキレス腱だけでなく、ふくらはぎの筋肉全体、ひざ裏のほうの腱まで一気にストレッチをかけられる**ので、とても効率的に痛みを撃退できます。

ひざ裏からアキレス腱までの範囲は、位置的に心臓から遠く、立っていれば〝下にあるところ〟なので、血液循環が停滞しやすい特徴があります。ところが、このストレッチには、緊張・収縮した筋肉や腱を全体的に緩め、柔軟にする効果があるので、**筋肉のポンプ作用が再び働いて血流がアップし、痛みを取り去ってくれるでしょう。**

さらに言うと、いつも曲がっているひざをまっすぐにする〝癖づけ〟になるので、姿勢の矯正効果も兼ね備えたストレッチなのです。

外反母趾の痛みとともに、足裏のタコも自然と消える！

132ページでお話しした足底腱膜炎では、足裏の縦のアーチが関係していましたが、**外反母趾の痛みを解消するなら「横のアーチ」のほうに目を向けるべき**です。

すでにご説明したとおり、足の裏の横アーチは、親指の付け根から小指の付け根に向けてあります。ひとことで言えば、〝足裏の上のほう〟にあるわけです。

ですから、その位置をカバーする**「足裏上部でテニスボールつぶし（66ページ参照）」**によって、足裏のマッサージ効果を得つつ、横アーチの復活を促すのが得策です。

このセルフケアを継続していれば、**横のアーチが徐々に作られていきます**。すると、親指が小指側に曲がっていることで痛みの原因になっている**「腱がよけいに引っ張られる状態」が改善されていきます**。おかげで、つらい痛みは改善・解消されていくのです。

また、外反母趾の痛みに加えて、**足裏の中指・薬指の付け根にタコができたり、**

その部分に痛みが出てきたりするケースもあります。
なぜなら、横アーチが崩れたことにより、過剰な負荷がかかっていたからです。
こうした問題も、横のアーチが作られれば改善されるので、**自然とタコが薄くなり、その痛みも消失していく**はずです。

ちなみに、67ページにあるように、**手で横アーチを作りながら、足裏のマッサージをしてもOKです。**「足裏上部でテニスボールつぶし」と同様の作用があり、じゅうぶんに効果を期待できます。

さらに、〝横アーチができた状態〟でテーピングをぐるりと巻いたり、親指が小指側に曲がらないように親指・人差し

[テーピングの貼り方]

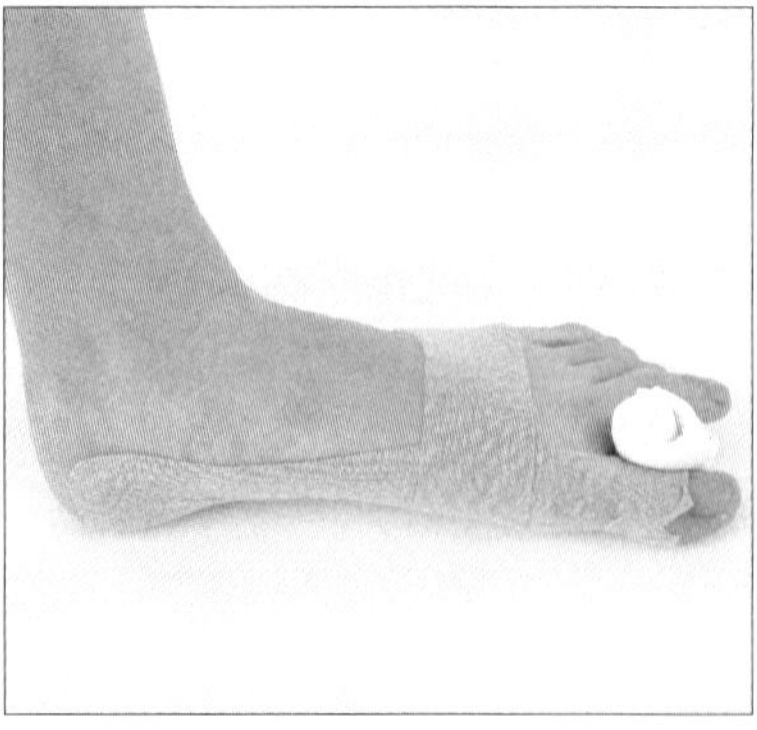

横アーチをうながすテーピングだけでなく足の内側にもテープを貼る。最後に親指に巻きつけて、親指に“広げる力”を与えると良い。

指の間にガーゼなどを挟んだりするのも有効です（右の写真参照）。

足裏への〝プチ筋トレ〟が抜群の効果を発揮

近年、「**浮き指**」という言葉をよく耳にします。

実は、浮き指という正式名称の疾患はないのですが、足の指が地面から浮いてしまっている状態のことを表しています。

浮き指自体は、痛みやしびれを伴うものではありません。

ただし、指が浮くと、足裏の親指の付け根部分にある骨（母趾種子骨《ぼししゅしこつ》）に、従来以上の強い負荷がかかります。この骨がある部分は、足裏の他の部分よりも出っ張っているため、地面からの強い衝撃を受けることになるわけです。

すると、**母趾種子骨障害という〝立派な疾患〟につながり、足裏の痛みが現れる**ことになります。

ですから、痛みが生じる前の浮き指の段階で、セルフケアをしておくに越したことはありません。

そのために用意したのが、68ページにある「**タオルたぐり寄せ**」です。

このセルフケアは、**現代人があまり使わなくなった足裏の筋肉・腱を効率的に鍛える〝プチ筋トレ〟です**。

浮き指の発生にも、足裏のアーチの崩れが影響していると考えられるのですが、崩壊しかけたアーチをプチ筋トレで取り戻すことが可能です。さらに、地面をしっかりつかむような動作を繰り返すのですから、**浮いてしまった指を本来の状態に戻すうえで、抜群の効果を発揮します**。

当然、母趾種子骨障害による痛みの改善・解消にも最適です。指が地面にきちんと着くようになれば、重心が安定するので、姿勢矯正のサポートもしてくれます。

こむら返り対策を万全にするストレッチのバリエーション公開

こむら返りが最も起きやすいのは**ふくらはぎ**ですが、ときには**むこうずね**の筋肉がつったり、けいれんを起こしたりするケースもあります。

また、3分ほどで自然に治まることもあれば、1時間もずっとつり続けていることもありますから、この機会に最善の対策を頭に入れてしまいましょう。

本書では、**ふくらはぎとむこうずねの両パターンに合わせたストレッチ（70ページ参照）**を用意しています。

痛みやけいれんの出現箇所や、皆さんそれぞれのやりやすさに合わせて、ぜひうまく活用してください。

ちなみに、**こむら返りが癖のようになっているかたは、足がつっていないときでも、このストレッチを行っていただきたい**と思います。

そうしたかたがたは、**ひざ下の血流が悪く、冷えている傾向があります。**

その点、ふくらはぎストレッチには、まさにひざ下の血流を促し、冷えを改善する作用もありますから、〝普段からの防御策〟としても役立ちます。これで、こむら返り対策は万全と言えるでしょう。

また、腰痛がある人にも、こむら返りが起きやすい傾向があります。腰と足のトラブルにはやはり深い関係があるわけですが、この場合ももちろん、「ひざ押しストレッチ」とともに、**「仙腸関節ストレッチ（58ページ参照）」「お尻ストレッチ（60ページ参照）」**を行うのが理想的です。

第5章

手足の痛み・しびれを解消・改善させた症例集

浮き指が2~3週間で治り、足裏のタコも消えた！重度の外反母趾による痛みも見事解消

女性・70代・主婦

私のクリニックに初めていらっしゃったとき、この女性はいくつものつらい症状を抱えていました。

すべての発端は、右足の浮き指です。

そして、指が浮いているため、むこうずねの筋肉の張りと痛みが現れ、中指の付け根にはタコが出現。さらに、足裏のアーチ構造が崩れていたため、何年もハイヒールを履いていないにもかかわらず、**外反母趾の症状がどんどん進行してしまいます。**当初は、親指の付け根が出っ張って痛み、指が小指側に曲がるという〝よくある症状〟だったのですが、次第に**親指がねじれ始めてしまったのです。**

加えて、こうした複数のトラブルの影響で姿勢が悪くなり、**数カ月後には腰痛とひざ痛まで感じるようになっていました**。

そこで、各部位の状態はもちろん、この女性の姿勢や重心のかけかたをチェックしてみると、予想どおりに前傾姿勢で、前寄りの重心。これらを矯正するため、仙腸関節への施術を行い、普段の生活では「**仙腸関節ストレッチ（58ページ参照）**」を実践してもらいました。

さらに、浮き指には「**タオルたぐり寄せ（68ページ参照）**」、外反母趾にはテーピングや指を広げる習慣（138ページ参照）、むこうずねの張り・痛みにも最適なストレッチ（71ページ参照）といったセルフケアを行っていただきました。

すると、ひざと腰に現れていた軽度の痛みは、半月ほどで消失。その後、従来はほぼできなかった〝足指のコントロール〟が可能になり、**2〜3週間で浮き指も解消**。姿勢や重心のかけかたもよくなり、**足裏のタコも消えてしまいました。外反母趾についても、親指のねじれが矯正され、痛みは感じなくなった**そうです。

バネ指や腱鞘炎で何年も繰り返していた強い痛み・しびれが約1カ月で一挙に解消！

女性・20代・エステティシャン

エステティシャンとして働いている彼女は、お客様への施術を日々続けているうちに、手やひじの痛み・しびれを繰り返すようになっていました。

痛みの治療を専門とするペインクリニックを訪れると、それらのトラブルは、**テニスひじ（上《じょう》腕《わん》骨《こつ》外《がい》側《そく》上《じょう》顆《か》炎《えん》）、バネ指、腱鞘《けんしょう》炎によるものという診断**。注射や電気治療などを受けても、痛みとしびれを繰り返す生活は変わらなかったそうです。

そのため、私のクリニックに来院されました。

話を聞くと、痛みやしびれの主な原因が仕事であることは自覚していました。しかし、仕事が波に乗っている5年目、「仕事は休めない」と口にされます。そこで、私がかなり入念に施術を行い、強い痛みが今後現れた際のテーピング法を指導しました。すると、次の来院時、「楽になれる時間が増えてきました」と変化を報告してくださり、「そういえば首がいちばん最初に痛くなったんですよね」と教えてくれました。どうやら、**手やひじの痛み・しびれが強すぎて、首の痛みについて話すのをつい忘れてしまったようです。**

そこからは、手の指やひじに加え、首への集中的なケアも開始。施術を受けてもらったうえ、**「外ひじ伸ばしストレッチ（52ページ参照）」「指反らしストレッチ（44ページ参照）」「親指周りマッサージ（46ページ参照）」**を、体が温まる入浴中や入浴後に毎日継続してもらいました。

さらに、接客中の特有の動作・姿勢を詳しくうかがい、できる限りの工夫もアドバイスして、こちらも実践してもらいました。

これらの効果はてきめんで、初診から3週間後には首の違和感や痛みが消え、**手やひじの痛みやしびれ、動きにくさも約1カ月で見事解消された**のです。

スマホやパソコンの使いすぎによる小指・薬指の痛みが1週間で消え、頭痛やめまいまで治った！

男性・40代・会社員

肘部管症候群《ちゅうぶかん》**による小指・薬指の痛み**に加え、**ストレートネック**の悪影響が多岐にわたって現れてしまった男性です。具体的には、**頭痛、めまい、声が出にくい、食べ物をのみ込みづらい、胸やあごの痛みなどの症状**があり、結果的にはよく眠れずにうつ状態に近い段階になっていました。

日常的な生活スタイルは、**通勤電車の往復でスマートフォン（スマホ）をいじりっぱなし**。**仕事はデスクワークが中心**で、パソコン画面とにらめっこしながら、キーボードを叩き続けているそうです。肘部管症候群の痛みが発生したのは、こうしたスマホやパソコンの長時間使用で、ひじをねじった体勢を続けていたためと考えられます。また、第3章でお話しした多種多様な不調が現れた原因＝重度のストレートネックも、こうした生活を続けていたことで、首を前に突き出した前かがみの姿勢が習慣になっていたために起こったことです。

そのため、クリニックでの施術でも、毎日のセルフケアでも、**ストレートネックをメインターゲットに設定。「首のテニスボール体操（40ページ参照）」**や**「あご押し体操（38ページ参照）」**を積極的に行ってもらい、**肘部管症候群**に対しては**「尺骨つかみ体操（56ページ参照）」**を実践していただきました。

さらに、理想的なスマホ・パソコンの使用法（161ページ参照）もお伝えすると、自ら生活スタイルを変えることに成功されていました。

ここまでしたのですから、不調が次々と治っていくのは不思議ではありませんでした。**頭痛やめまいは1回の施術で現れなくなり、肘部管症候群による指の痛みも1週間後に解消。**声の出にくさやのみ込みづらさ、胸・あごの痛みも2週間で大幅に改善し、**ストレートネックも2カ月ほどで矯正できた**のです。

手術を受けても再発した両手の強いしびれが1カ月半ほどでスーッと消えて大喜び！

女性・40代・主婦

この女性の場合、若いときから**頑固な肩こり**に悩み、40代になると**両手に強いしびれ**まで現れたそうです。

整形外科で診てもらうと、下された診断は**手根管症候群**。医師からすすめられたとおりに手術を受け、その後はビタミン剤などを投与されていたといいます。しかし、**一度は治った両手のしびれが、わずか2カ月後に再発**してしまいます。特に寒い日は、指先から手のひらまでのしびれが、かなりつらかったそうです。

そこで、重度の肋間神経痛が治った友人に紹介され、私のもとに相談にいらっしゃいました。

私が確認したところ、27ページにある**手根管症候群のチェックテスト**で陽性反応を示しただけでなく、ストレートネック（91ページ参照）がさらに悪化したスワンネックの状態になっていることは明白でした。また、**「手のしびれテスト（110ページ参照）」**でも痛みが出たことから、指先から手のひらまでのしびれは、手だけでなく、首の異常にも原因があると判明したのです。

そこで私は、手根管と首への手技による施術と、体外再生圧力波（171ページ参照）による治療を行いました。

ただし、このかたは関西地方在住のため、〝治療のメイン〟はセルフケアです。**「首のテニスボール体操（38ページ参照）」「あご押し体操（40ページ参照）」「前腕マッサージ（48ページ参照）」**を毎日継続してもらい、入浴は首まで浸かるように習慣をつけ、就寝時は枕を使わないようにしてもらいました。

その結果、**1カ月半ほどでスワンネックは矯正され、**頑固な肩こりはもちろん、**手のしびれもスーッと解消。**体がとても楽になったと喜んでいらっしゃいます。

一人で歩けないほどの足裏の痛みやひざの痛みまでなくなり、趣味の散歩を再開！

男性・50代・会社員

「先生、私の父をよろしくお願いします」

そう言って私のもとを訪れた息子さんは、50代の父親を抱きかかえるようにしていました。なぜなら、**腰痛**の後に**足底腱膜炎**になり、足裏に体重がかかると痛くてしかたなかったからです。この男性の場合は、立った姿勢で足裏に体重がかかると、チクチクした感じの強い痛みが現れて苦しんでいました。

エラストグラフィという特殊なエコーで確認すると、足裏の筋肉や腱はかなり硬く、炎症が発生した状態。前方寄りの重心が癖になっていて、腰椎をはじめとした**背骨の動く範囲（可動域）も狭くなり、体を左右に回旋できないほどでした。**

そこで施術後、日常生活で行えるセルフケアの方法を、何種類か指導しました。具体的には、**「仙腸関節ストレッチ（58ページ参照）」「足裏下部でテニスボールつぶし（62ページ参照）」**のほか、おふろで湯に浸かりながら足裏をマッサージすることもおすすめしました。

また、この男性は、散歩をすることが趣味でした。ですから、歩くときの衝撃が足底腱膜炎の発症の誘因とも考えられるのですが、せっかく歩くことが好きならば、それをセルフケアに生かさない手はありません。ですから、前方寄りの重心を後方寄りにシフトできるよう、**正しい重心での歩きかた**をアドバイスさせていただきました。

この男性は、これらのセルフケアに積極的に取り組まれました。すると、初診から1カ月後に来院された際、「**足の裏のひどい痛みがなくなって、ほとんど中断状態だった散歩を再開できました。**実はひざの痛みも気になり始めていたのですが、その痛みもなくなったんです」と、報告してくださったのです。

サビついていた関節や筋肉がセルフケアで復活！首やひじの痛みが約1カ月で取れ、表情も一変

女性・60代・主婦

このかたは、初診時に**全身のいたる部位で痛みを訴えた女性です。**

ご本人と付き添われたご家族の話では、全身が四六時中痛いので、自宅ではほぼ横になっているとのこと。消炎鎮痛剤を飲み続けても効果はなく、ある病院では線維筋痛症《せんいきんつうしょう》という病気と診断されたこともあったそうです。

しかし、この病気にほんとうに罹《かか》っているならば、私が手足に触れるだけで激痛が走るはずで、その兆候は見られませんでした。

とはいえ、専用の特殊な機器で測定すると、自律神経のバランスが非常に悪く、極度に交感神経が優位な状態。**全身のさまざまな関節の可動域も狭く、関節・関節**

周囲の筋肉などはサビついたような状態でした。

そこでまず、荷重関節（体重などの負荷がかかる重要な関節）の機能を高める施術を行うと、体中の痛みが激減しました。おかげで、全身を霧のように覆っていた痛みの根源が、**首のストレートネックと、ひじの外側の筋肉の炎症（上腕骨外側上顆炎）と判明。**以降の通院やセルフケアに、とても前向きになっていただけました。

まず実践していただいたのは、横になっている時間をなるべく減らし、少しずつでも外を歩いてもらうこと。歩かないことで筋肉や関節が拘縮《こうしゅく》（可動域が制限されること）して発生する痛みは、歩きすぎて現れる痛みよりも、治まりにくいものなのです。

さらに、おふろに入るときは、お湯に首までしっかり浸かって全身を温めるようにしてもらい、**「首のテニスボール体操（38ページ参照）」**や**「外ひじ伸ばしストレッチ（52ページ参照）」**もできるだけ実践するように指導しました。

すると、トラブルの大本になっていた**首やひじの外側の痛みも1カ月程度で取れ、自律神経のバランスまで整って、笑顔あふれる表情に一変**されたのです。

第6章

セルフケアの疑問を
すべて解決！
手足の不調対策Q＆A

Q 痛みやしびれが消えたら、ストレッチや体操をやめていいんですよね?

A 頻度を少なくしてもいいので、しばらく継続していきましょう

痛みやしびれが「かなり楽になった」と感じられたら、実践する頻度を少しずつ減らしていってもかまいません。とはいえ、痛みがかなり楽になったということは、関節・筋肉・腱などの状態が従来よりもよくなったということです。ここで、まったく体を動かさなくなってしまうのは、非常にもったいないことです。

第2章などで詳しくお話ししたように、**手足の痛み・しびれは繰り返してしまう人がかなり多く、手の不調では首が、足の不調では腰が「隠れた原因」になっている**ことも考慮すれば、現在の良好なコンディションをできるだけキープしたいところです。

ですから、**痛みやしびれがいったん解消されたとしても、しばらくはストレッチを続けるほうがいいでしょう。**実践する頻度を少なくし、1日1回でもかまいませ

ん。手と首、あるいは足と腰のケアをしていたなら、どちらかのセルフケアをするだけでもOKです。不快な症状をなるべく遠ざけるような生活をしていただきたいと思います。

Q **痛みやしびれのせいで、ストレッチや体操をするのがおっくうなとき、なにかいい対処方法はありませんか？**

A **おふろのお湯に首まで浸かるのがおすすめです**

本書の中では何度かお話ししましたが、入浴は手足の痛み・しびれ対策として最適です。不快な症状を体の構造から根本的に治すには、やはりストレッチや体操をしていただきたいのですが、〝応急処置〟としてはおすすめできる方法です。

おふろを活用するうえでのポイントは、**39度ぐらいの少しぬるめのお湯をバスタ**

ブに張り、首まで浸かって体を芯から温めること。ただし、全身浴はのぼせやすいので、**お湯に浸かっている時間は基本的には10分程度にしましょう。**

痛みやしびれがひどいときには、長めに20分ほど浸かってもかまいません。それだけでも、かなり楽になるはずです。

時間的に余裕があれば、朝と晩の1日2回入浴してもけっこうです。しかし、その際はよりいっそう、のぼせに注意するようにしましょう。

半身浴は健康にいいイメージがありますが、あまりおすすめできません。

首が冷えやすく、その冷えが背中の筋肉（脊《せき》柱《ちゅう》起《き》立《りつ》筋《きん》など）を伝わって、腰にまで届きやすいからです。手の症状の隠れた原因は首、足の症状の隠れた原因は腰だと理解している今、これではせっかくの痛み・しびれの解消効果が半減してしまうことはおわかりですよね。ですから、全身浴をするようにしましょう。

もちろん、おふろから出たら、湯冷めに注意してください。

入浴中に髪を洗ったなら、髪の長いかたは特に、濡れた髪をドライヤーですぐ乾かすようにします。さもないと、**せっかく温まった首が、たちまち冷えきってしま**

うからです。

こうした入浴のコツさえ覚えておけば、バスタイムは痛み・しびれ対策に有効な手段となるのです。

Q スマホの長時間使用が、手の指やひじの痛み・しびれに関連していることはわかりましたが、不調を抑える使いかたはありませんか？

A 持ちかた・使いかたに、いくつかのコツがあります

スマートフォン（スマホ）や携帯電話を長時間使っているときは、首や頭を前方に突き出した姿勢になりやすく、そうした「悪いクセ」の積み重ねがストレートネックの〝温床〟になってしまいます。

それを防ぐためには、**スマホや携帯電話の本体を顔の高さまで上げるようにし、**

なおかつ体から少し離して使うようにしましょう。そうすれば、首や頭の前方への突き出し、うつむきの姿勢など、頸椎に悪影響を与える姿勢を自然と防ぐことができます。

また、どうしても長時間使うときには、ちょっとしたコツがあります。**本体を持った手の脇の下に、反対の手で作った握りこぶしを入れるのです。**こうすると、スマホや携帯電話を高い位置にキープしやすく、悪い姿勢になりづらいものです。この方法は、読書をするときにも応用できます。

また、**スマホや携帯電話を持った腕を、できるだけねじらないようにすることも重要**です。ひじを急角度に曲げて、さらに内側にひねった状態で長くいると、ひじの痛みやしびれにつながってしまうので要注意です。ひじをあまり曲げず、ねじらないように意識しましょう。

さらに、**スマホで文章を打つ場合は、指を上下左右に動かすフリック入力を親指**

で素早く行うことは避けてください。フリック入力をあまりに連続して行うと、それだけで親指の酷使になり、腱鞘《けんしょう》炎などのトラブルにつながりかねないからです。

パソコンを操作するときも、モニターの高さをできるだけ顔の高さに近づけるように工夫してください。

そのため、使うパソコンはデスクトップ型のほうがおすすめです。なぜなら、目線とほぼ水平の高さにモニターがくるように一度設置してしまえば、以降はモニターの高さをいちいち気にせずにすむからです。

ノート型パソコンをどうしても使う事情がある場合は、高さのある台の上に本体を置くなどして、悪い姿勢にならないように心がけてください。

なお、このような工夫をしていても、**パソコン作業時はできるだけ30分おきぐらいに席を立ち、体を伸ばすような軽いストレッチをするのが理想です。**

Q 普段の姿勢もたいせつなようですが、ポイントを教えてください

A 「後方に重心をかけた姿勢」を意識してください

手足の不調に対し、首や腰の状態が大きな影響を与えているとわかれば、首・腰に悪い日常生活習慣を見直す必要があります。その点で最もたいせつなのは、おっしゃるように普段の姿勢です。

そこで、立っているときと歩くときのポイントをお話しします。

立つときは、体重の約7割を後ろにかけるようにした「後方に重心をかけた姿勢」が理想です。理由は、主に2つあります。

1つは、そもそも背骨（脊椎）が体のいちばん後ろ側にあり、後ろ寄りに重心をかけることで背骨にバランスよく体重がのること。もう1つは、多くのかたががしがちな、前かがみの姿勢を防げるということです。

実際に立っているときは、**「あごを引く」「左右の肩を後方にシフトしながら胸を張る」「腰を少し反らす」**というポイントを押さえれば、理想の姿勢を自然とキープできます。

これまでに前かがみが習慣になっている人では、このような姿勢を取った瞬間、少しきつく感じられるかもしれません。しかし、コツをつかんで慣れてくると、「ほんとうに体が楽になった」と思うはずです。

さらに、こうした立ち姿勢が習慣化されると、背骨が本来のS字カーブを取り戻していくようになります。そのため、**「普段から後ろ寄りの姿勢を取るようにしただけで、腰の痛みがなくなった」**というかたもいらっしゃるほどです。

一方、**歩くとき**の姿勢では、立ち姿勢のときと同じ3つのポイントに加え、**「腕を後ろに引くイメージでよく振る」「後ろ脚を蹴り出すときにひざを伸ばす」**ということをできるだけ意識しましょう。

前者では、背骨の可動域を拡大する作用が腰椎に適宜加わることになります。また、後者には、「第二の心臓」とも呼ばれるふくらはぎがポンプのように働き、全身の血液循環をよくする作用があります。ひざ関節の老化防止にも有効です。

ただし、歩行時は、くれぐれも注意していただきたいことがあります。

歩くことは前に進む動作であるため、人はどうしても前方に重心をかけがちになります。速く歩くと、その傾向はいっそう顕著になります。

ですから、ダイエットのためならいざ知らず、**手・足・首・腰の健康のための歩きかたをするうえでは、歩くスピードに注意を払う必要はありません。**

歩く時間についても、たくさん歩けるのなら歩いたほうがいいのですが、「できるだけ歩く」という程度でもけっこうです。

スピードや時間という「量」よりも、姿勢という「質」を重視していきましょう。

Q 足首をひねった後、足の外くるぶしのあたりに痛みを感じています。なにかいいセルフケアはありませんか？

A 足首が90度になった状態でテーピング固定をすることです

一般的に、外くるぶし周辺の痛みの原因として多いのは、捻挫《ねんざ》です。歩行時やスポーツをしているときに、足を内側にひねった覚えがあるならば、捻挫の可能性は非常に高いと言えるでしょう。

ちなみに、世間では「足首の捻挫」とよく言われますが、正式には**「足関節外側《そくかんせつがいそく》靭帯《じんたい》損傷」**という名称があります。つまり、外くるぶしにくっついている靭帯（外側靭帯）が損傷した状態なのです。

実は外側靭帯は3本あり、普通のひねりかたで最も傷めやすいのは〝外くるぶしの斜め前方の下〟にある靭帯です。もう一段階ひどくなると〝外くるぶしの真下〟、さらにひどくなると〝外くるぶしの斜め後方の下〟にある靭帯が損傷したものです。腫れや内出血があり、あまりにも強い痛みで立つことさえつらいならば、整形外科などでギプスをしてもらうのがいいでしょう。

もし、そこまでの痛みではない場合は、自分でテーピング固定をしたり、市販の足首固定用サポーターを活用したりする手もあります。
その際の最も重要なポイントは、**足首が90度になった状態で固定することです。**

Q 足首の捻挫の治療後、足の甲の痛みが気になります。この痛みはなんですか?

A 実は足の甲の捻挫もしていた可能性があります

足の甲には、複数の小さな関節があります。そして、足を内側にひねった際、1つ前の質問でお答えした種類の捻挫と併発しやすいのが、**足の甲の捻挫**です。これは特に、**足の甲の最も足首に近いところにある関節(ショパール関節・横足根関節)**や、**甲のほぼ中央にある関節(リスフラン関節・足根中足関節)**で起こります。

捻挫とは、つまりは靭帯が損傷した状態ですが、その異常はレントゲンなどの画像検査では映りません。そうした事情もあって、足の甲のほうの捻挫は見落とされることもあるようです。
また、足の甲の関節周りにある靭帯は、足裏のアーチを支える役割も担っていますす。ですから、きちんとケアする必要があります。足の甲から足裏にかけてテーピングでしっかり固定するようにしましょう。

Q テーピングやサポーターを使うとき、注意することはありますか?

A 痛みが落ち着いてきたら外し、少しずつ動かしていくほうが、結果的に治りは早くなります

最も注意していただきたいことは、あまりにも長い期間、テーピングやサポーターの〝楽な感じ〟に甘えすぎないことです。
テーピングやサポーターを長期間巻き続けていると、そのまま関節が固まってし

まい、動きづらくなることもあります。また、巻いている部位を中心に血流が悪くなり、かえって痛み・しびれが長引く要因にもなりかねないからです。

ですから、**最大時の痛みのレベルを100としたら、そのレベルが20～30ぐらいまで落ち着いたと感じた頃、テーピングやサポーターは外していただきたい**と思います。そして、本書にあるセルフケアの実践をはじめとして、少しずつ動かすように意識し、患部への血流を促していくほうが結果的に治りは早くなるのです。

本書の中で何度かお話ししましたが、痛みが強いときには、テーピングやサポーターで患部を固定することは確かに有効です。

ただし、その期間中であっても、**入浴時や就寝時は必ず外すようにしてください**。固定の強度が落ちるだけでなく、水や汗を吸い込むことによって、その後急速に患部が冷えてしまうからです。

また、**皮膚のかぶれ・かゆみなどにも要注意です**。手に比べ、足のほうはかぶれにくいものですが、それでも〝皮膚を休める時間〟は必要です。ご自分の皮膚の様子を見ながら、**およそ2～3日に1回は皮膚を休ませる日を設けましょう**。

Q 症例の中にある「体外再生圧力波」とはなんですか？

A 尿路結石の石を砕く方法と同じメカニズムの療法です

150ページの症例で登場する「体外再生圧力波」とは、患部を切ることなく、**特殊な機器でピンポイントに圧力波（衝撃波）を当てて、組織の再生を促す治療法**です。

問題のある組織をあえて破壊し、新しい細胞でできた組織に生まれ変わらせることが目的になります。ただし、尿路結石を砕く場合と比べ、組織の再生を促す場合に出力される音波のレベルは10分の1程度です。

それでも、腱や靭帯など、かなり硬くなった組織に対して用いると、非常に高い効果があります。セルフケアを続けても、「変化がどうしても現れない」という場合には、試す価値があるでしょう。

おわりに

手足の痛み・しびれに悩むかたが実に多いにもかかわらず、書店で現在並べられている本の中に、セルフケアの適切な方法がまとめられたものはない気がします。

さらに言うと、**手足の痛みやしびれに、首の問題・腰の問題が大いに影響を与えているという情報は一般にあまり知られていません。**

私はここ数年間、そうした状況を危惧していました。

そして、「**より多くのかたに、手と首・足と腰の関係性の全貌を明らかにしたい**」「**治りづらく、再発や併発しやすい疾患をひとまとめにしてお伝えしたい**」という思いを抱いていました。

しかし、本書が出版されたことにより、私はやっと長年の思いから解放され、読者の皆さんはほんとうに効果のあるセルフケア法を手にしたことになります。**この1冊があれば、たいていの手足のトラブルに対し、最善の対処ができます。**

お気づきのかたもいらっしゃるかもしれませんが、この本に登場する疾患のほとんどは、筋肉と腱の問題が密接に関係しています。本文の中でも触れましたが、筋肉・腱に問題があるということは、血流をよくすればよい変化が現れます。

もし、痛みやしびれがなかなか治まらず、「このストレッチや体操はほんとうに効果があるのだろうか」と心配になったら、手足の温度に注目してください。

そして、以前よりも手や足が温かくなっていたら、それは血流がしっかりと改善されているサインですから、痛みやしびれに変化が現れるのはもうすぐです。ストレッチや体操を継続し、生活習慣も見直しながら、不快な症状と決別する第一歩をぜひ踏み出していただきたいと思います。

手も足も、そして首も腰も、できるだけ健康な状態を維持して、皆さんが気分よく毎日を過ごされることを心から願っています。

最後に、本書を出版するきっかけをいただいた学研プラスの泊久代さんと関係者の皆様、原稿の構成を手伝ってくださった松尾佳昌さん、ほんとうにありがとうございました。

また、私を日々支えてくれている弊社のスタッフ及び家族に、心から感謝したいと思います。

２０１８年12月

さかいクリニックグループ代表　酒井慎太郎

[著者紹介]

酒井慎太郎（さかい しんたろう）

さかいクリニックグループ代表。千葉ロッテマリーンズオフィシャルメディカルアドバイザー。中央医療学園 特別講師。柔道整復師。テニスボールを使用した矯正の考案者。整形外科や腰痛専門病院などのスタッフとしての経験を生かし、腰・首・肩・ひざの痛みやスポーツ障害の疾患を得意とする。解剖実習をもとに考案した「関節包内矯正」を中心に、難治のひざ痛や、腰痛、肩こり、首痛の施術を行っており、プロスポーツ選手や俳優など多くの著名人の治療も手がけている。ＴＢＳラジオ「大沢悠里のゆうゆうワイド 土曜日版」でレギュラーを担当。著書に『脊柱管狭窄症は自分で治せる！』『首・肩の頸椎症は自分で治せる！』（ともに小社刊）などがある。

さかいクリニックグループ
〒114-0002　東京都北区王子5-2-2-116
☎03-3912-5411

「予約がとれない」「16年待ち」とメディアで言われてきましたが、対応できるようになりました！
検査を含め、無料問診も実施中。

[STAFF]

デザイン　轡田昭彦＋坪井朋子
撮影　山上 忠
DTP　八重洲PRセンター
モデル　原田ゆか（スペースクラフト）
ヘアメイク　平塚美由紀
イラスト　中村知史
編集協力　松尾佳昌

手足の痛み・しびれは自分で治せる！

2019年 1月 1日　第1刷発行
2021年 10月 14日　第6刷発行

著者　酒井慎太郎
発行人　中村公則
編集人　滝口勝弘
編集担当　泊久代
発行所　株式会社 学研プラス
〒141-8415　東京都品川区西五反田2-11-8
印刷所　中央精版印刷株式会社

この本に関する各種お問い合わせ先

本の内容については、下記サイトのお問い合わせフォームよりお願いします。
https://gakken-plus.co.jp/contact/
在庫については　Tel 03-6431-1250（販売部直通）
不良品（落丁、乱丁）については　Tel 0570-000577
学研業務センター　〒354-0045 埼玉県入間郡三芳町上富279-1
上記以外のお問い合わせは　Tel 0570-056-710（学研グループ総合案内）

学研の書籍・雑誌についての新刊情報・詳細情報は、下記をご覧ください。
学研出版サイト　https://hon.gakken.jp/